「頭痛外来」で**1万人**を治した
名医からのアドバイス

陣内 敬文
陣の内脳神経外科クリニック院長

頭痛薬をやめて頭痛を治そう！

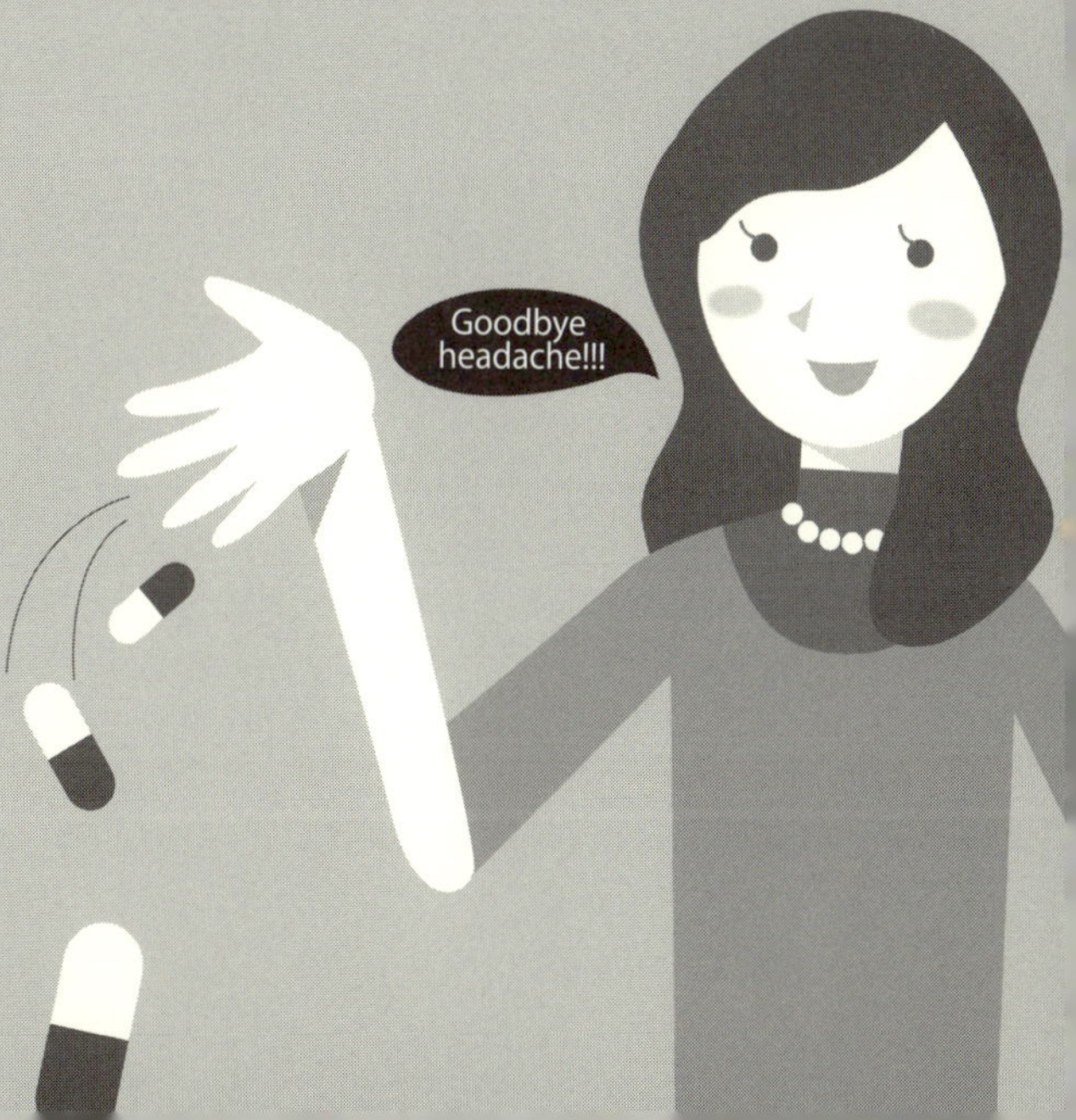

現代書林

はじめに

主婦のA子さん（40歳）は、中学生の頃からときどき、頭痛を感じていたといいます。

1年ほど前からは寝不足の際などにしばしば起こるようになり、痛みも強くなったので市販の頭痛薬を服用するようになりました。それでも多くて週に1回飲むくらいですんでいました。

飲むとつらい痛みが嘘のように治ります。頭痛薬は常に手元に置き、お守り代わりになっていました。

しかし、一方で、頭痛の回数はさらに増えてきました。痛みもさらに激しくなってきたようです。眼の奥からジワジワ痛み出すのですが、起きていられないほどつらい痛みで、我慢していると吐き気まで起こります。そのたびに頭痛薬を服用し、ついには毎日飲むようになりました。

朝服用しても薬が切れる頃には痛み出すので、昼に1錠、また、夜に1錠……。

やがて効き目は2、3時間程度しかもたなくなり、痛みもすっきり消えない。これを解消するためにさらに服用を続け、1日に5錠もの薬を飲むようになっていったのです。

当院の頭痛外来にやってきたA子さんは、疲弊した様子で、こういいました。

「最近、夜は眠れているのに、日中うとうとしてしまうことが多くて……。眠気を我慢して過ごそうとすると、それだけで眼の奥からいつもの痛みがきて、薬を飲んでしまっています。脳に何か悪い病気でもあるのでしょうか?」

読者のみなさんの中にもこうした症状や悩みを抱えている方は多いのではないでしょうか。

実はA子さんの頭痛は専門用語で、「薬物乱用頭痛」というものです。この名前を初めて聞くという方も多いでしょう。

詳しくは別章で説明していきますが、これは主に市販の頭痛薬の過剰服用によって引き起こされる頭痛です。

「頭痛薬で頭痛が起こるってどういうこと?」「そんなわけないでしょう」

疑問に思われるのは当然です。

しかし、起こるのです。しかも、頻回に頭痛薬を服用していると、早くて3カ月〜1年程度でこの薬物乱用頭痛が発症します。

当院には1日100人余りの患者さんがやってきます。

このうちの約半数が「薬物乱用頭痛」なのですから、かなり多いということがおわかりいただけるでしょう。

なぜ薬物乱用頭痛が起こるのでしょうか。

薬物乱用頭痛の患者さんはたいていが片頭痛を持っています。片頭痛は若年～中年の女性に多く、30歳～40歳代の人が片頭痛を持っている割合（有病率）は18・4％です。その多くは軽症で、ストレスや睡眠不足、月経前後などに起こるものですが、そのたびに頭痛薬を服用するようになると、薬が効かなくなる耐性という現象が起きて、通常の用量では痛みがとれにくくなります。

これは頭痛薬の中でも「複合解熱鎮痛剤」というタイプの薬に特徴的な症状です。

非ステロイド系消炎鎮痛薬は脳の奥の脳幹という部分から、快楽物質といわれる脳内物質のドーパミンを放出することによって、頭痛の痛みをやわらげます。

緊急の場合の痛み止めとして、一時的に服用する分には問題がないのですが、薬を連用するようになると、このドーパミンが過剰放出され、これが痛覚神経など関連する神経に悪影響をおよぼし、さまざまな症状が引き起こされると考えられています。

薬物乱用が起こると、薬を摂取したいという切迫感が出てきます。これはいわゆる薬の中毒症状です。

そこで患者さんは服用量を増やして対処しようとしますが、その効果は一時的ですから、さらに服用量を増やし、耐性化（薬の効き目が弱くなってくる）が進むという悪循環におちいります。また、頭痛薬の乱用によって、脳の痛みを抑える神経が破綻すると、頭痛に対する痛覚の閾値《いきち》が低下します。この結果として、極めて弱い刺激やちょっとしたストレスでも、強い頭痛が起こるようになります。

例をひとつあげてみましょう。

２０１１年の8月に福岡で竜巻が発生し、天気が大荒れになりました。このとき、クリニックの待合室は頭痛の患者さんであふれかえりましたが、診断を進めてみると、ほとんどが薬物乱用頭痛の患者さんでした。

気圧の変動（特に低気圧）は痛覚を刺激するので、台風や雨の日は薬物乱用頭痛の方にとっては、激しい頭痛に悩まされる苦痛の日となってしまいます。

それまで我慢していた痛みに耐えられなくなり、ついに「病院を受診しよう」という動きになったのでしょう。

「あなたの服用している頭痛薬が頭痛を産んでいるのです……」

「頭痛薬が頭痛を悪化させているのです……」

このことをお話しすると、患者さんは非常に驚かれます。

しかし、反面、「やはり……」という表情を見せる方も少なくありません。

患者さんは頭痛薬を乱用しながらも、心のどこかで、

「こんなに服用していたら、体に何かよくないことが起こるのでは……」

と不安を抱えているのです。にもかかわらず、頭痛薬をやめられないのが、薬物依存が起こっている証拠であり、薬物乱用頭痛の怖さともいえるでしょう。

では、薬物乱用頭痛になった責任は患者さんにあるのでしょうか？　頭痛薬を飲み続けていた患者さんが悪いのでしょうか？　私はそのようには思いません。患者さんには何の責任もありませんし、むしろ、被害者だと考えています。

というのも、テレビをつければ頭痛薬のＣＭがたくさん流れてきます。

「頭痛にＡ（薬の名前）」

「痛くなったらすぐB（薬の名前）」

と、耳触りのいい「キャッチコピー」が聞こえてきます。

頭痛薬は市販薬の中でも、胃薬などと並んで大きな売り上げを占める稼ぎ頭なので、各社が宣伝に力を入れているのです。

当然ながら、こうした商品はドラッグストアや通販で手軽に手に入れることができます。安売りをしていることも少なくありません。

市販薬というのはどんな薬であっても、あくまで、応急処置的に使うものであり、長期間にわたって服用するものではありません。一定期間の服用で効果が得られなければ、医療機関を受診することがすすめられています。

使用上の注意に関する説明を読めば、そのことは明記されていますが、きちんと読む人はあまりいません。購入の際に、薬剤師さんがこうしたことを適切に指導してくれればよいのですが、ほとんどが実践されていないでしょう。

もうひとつは、我々、医師たちの問題です。

実は、頭痛患者さんを目の当たりにして、

「たかが頭痛で病院に来るなんて……」

と考えている医師は決して少なくありません。

多くの医師にとって、頭痛で注意するべきものは、脳卒中や脳腫瘍など脳の重篤な病気によるものです。片頭痛など命にかかわらない頭痛に対しては、頭痛の専門医など一部の医師を除いて、細やかな治療手段を持っていません。

このことが薬物乱用頭痛を増やしているもうひとつの原因です。

というのも、専門医は片頭痛など、脳や体の器質的な異常が認められない「一次性頭痛」に対し、薬物乱用になりにくい頭痛薬を使うことを教えられています。

具体的には、4章でご紹介するような発作時に使うトリプタン製剤や発作を減らすための予防薬などです。しかし、専門外の医師には、こうした知識が十分に行きわたっていないこともあり、市販の頭痛薬と基本的には薬理学的に同じグループに含まれる薬を処方してしまいます。すでに市販の頭痛薬をたくさん服用して、乱用の兆候がみられる患者さんに対して、追加で同様の複合解熱鎮痛剤を処方することもあり、薬物乱用頭痛をさらに悪化させているようなケースも見受けられるのです。

こういう私も専門が脳神経外科ということもあり、クリニックを開業した当初は頭痛といえば、脳梗塞やくも膜下出血などによる「二次性頭痛」を早期に見つけること。そして、病気の治療を実施し、命を救い、後遺症をできる限り最小限に抑えることが医療の役割だと自負していたのです。

ところがクリニックを開いてみると、来院される患者さんの多くは、片頭痛を中心とする一次性頭痛の患者さんたちでした。脳外科という視点から見れば、「心配はない頭痛」ですが、大半の方は苦痛で日常生活に支障をきたしているような状態でした。

そんな折、画期的だといわれる片頭痛の予防薬が登場し、その勉強会に参加しました。そこで、片頭痛に代表される一次性頭痛が、「適切な治療で治る」ということを知り、一念発起。クリニックに頭痛外来を設置したのが10年ほど前のことです。

自分の経験を通していえることは、頭痛治療には専門的な知識とそれにもとづいた治療が不可欠だということです。さらに、同じ片頭痛であっても、個々の病因や誘因に合わせて薬を選び、処方するというオーダーメイド治療が重要です。じっくりとその人に合った治療をすると、どんなにひどい頭痛でも3ヵ月で完治させることができます。

本書ではこの頭痛治療の具体的な方法について、患者さんのケースをあげながら、できるだけわかりやすく解説しました（ただし、患者さんのプライバシーを守るために、年齢や背景はアレンジさせていただいています）。

また、頭痛のセルフケアとして、当院では、「頭痛体操」をおすすめしています。週1回、専属のスタッフの指導による「頭痛体操の教室」を開催しており、これまで約1万人の方がこの教室に参加しており、非常によい効果が得られています。

本書ではこの方法もご紹介していますので、参考にしていただければと思います。

最後に、「たかが頭痛だから我慢すれば……」とあきらめている読者のみなさん。

それは違います。

「頭痛は治る病気」です。この機会に頭痛に対する正しい知識を身につけ、痛みとさよならしましょう。

２０１２年１月

陣の内脳神経科クリニック院長　陣内敬文

CONTENTS

第3章 頭痛外来でないと原因不明とされる頭痛

第4章 専門医が教える、3ヵ月で頭痛を完治させる最新治療

第5章 1万人の患者を治した「頭痛体操」

第6章 「頭痛とさよなら」できる、生活のちょっとしたコツ

あなたの飲んでいる
頭痛薬が
頭痛を悪化させている

第1章

市販の頭痛薬でさらに症状がひどくなる悪循環

頭を抱えてうずくまっている会社員。頭痛に吐き気が加わり、ソファーで横になっている主婦……。

今日もクリニックの待合室はたくさんの患者さんであふれています。その多くが女性であり、頭痛の苦しみを抱えている人たちです。

当院に来院される頭痛患者さんのうち、約半数が「薬物乱用頭痛」です。

薬物乱用頭痛というのは、片頭痛など、もともと頭痛持ちだった人に起こるものです。頭痛薬の間違った服用の仕方により発症します。

「ひどい頭痛で、薬を飲んでも短時間しか効きません」

このような患者さんに

「何という薬を服用していますか?」

と質問すると、たいてい、誰が聞いてもわかる有名な市販の頭痛薬の名前が出てきます。

しかも、1日に3回〜5回服用していることはざらです。

私は薬物乱用頭痛を説明するときに、市販の頭痛薬の名前をつけて、「A（薬の名前）頭痛」、「B頭痛」などと呼んでいます。そのほうが、患者さんにはわかりやすいからです。

「『A頭痛』ですね。Aという頭痛薬の飲み過ぎで、頭痛が悪化しているのです」

こういうと患者さんは一瞬、びっくりしたような表情を浮かべます。

しかし、一方で、「やっぱり！」という表情を見せることも少なくありません。

常用量を超えた頭痛薬の服用が悪いことは患者さん自身が自覚しています。

「頭痛はひどくなるばかりだし、こんなに薬をたくさん飲んだら体によくないだろうし……」

と思いながらも、

「飲まないとまた、あの痛みが来るのでは？」

という不安感からついつい手を出してしまうのです。

この依存性こそが、薬物乱用頭痛の怖さです。わかっていながらやめられない。アルコール中毒やタバコをやめられないニコチン中毒と同じようなメカニズムです。

当然ながら、依存性を引き起こす成分を持つ薬によって薬物依存が起こっているのであって、患者さんが悪いのではありません。

まずはそのことを説明し、自分を責めることがないようにしてもらいます。

その上で、

「まずは今日から、今飲んでいる薬をやめましょう。そして、乱用を起こす心配のない薬を使いながら、正しい頭痛の治療をしていきましょう。きちんと治療を続ければ3カ月で治りますよ」

とお話しします。

ここから私と患者さんの二人三脚が始まります。治療がうまくいくにつれ、患者さんの表情がやわらぎ、診察室に入ってきたときには笑顔が見えるようになります。

そして、3ヵ月以内には多くの人で、頭痛の回数が劇的に減り、薬は痛みが出たときにだけ適量、服用するような形でコントロールできるようになります。中には全く、薬がいらなくなる人もいます。

「痛みのない生活が信じられません」

「普通の生活ができるようになっただけでうれしい……」

患者さんのこうした言葉を聞くと、私も本当にうれしくなります。頭痛治療を専門にしてきて、「よかったな」と思える瞬間です。

薬物乱用頭痛を引き起こしやすいケース

「薬物乱用頭痛」というと、麻薬中毒のような、ある種、特殊な病気であるかのような印象を受けるのではないかと思います。

しかし、この頭痛は決して、特殊なものではなく、ささいなことがきっかけで、誰もが発症する可能性があるということを知っていただきたいと思います。

薬物乱用頭痛の研究者として知られる神奈川歯科大学附属横浜クリニックの五十嵐久佳医師によれば、薬物乱用頭痛を発症する典型的なパターンがいくつかあげられています。

まずひとつ目のパターンは、冒頭のA子さんのように、若い頃から頭痛持ちであったというケースです。

女性はエストロゲンという女性ホルモンの変動によって、片頭痛を起こしやすいことが知られており、ホルモン分泌がさかんになる初潮の頃から、片頭痛になる人が増えます。それでも10代の頃は発作の回数もそれほど多くなく、痛みが出ても寝ていれば治ることが多く、頭痛薬を1回服用すればおさまっていたのです。

ところが社会人になって、職場のストレスが増えたり、パソコン業務に携わるようになると片頭痛の回数が増えるようになります。しかし、学生の頃のように、休むことができません。

このため、市販の頭痛薬に頼る機会が増え、この結果、薬物乱用頭痛におちいって行くというわけです。

また、結婚して出産を機に薬物乱用頭痛におちいることもあります。出産後、授乳などで寝不足になり、頭痛の頻度が増加。子どものために寝ていることができず、対策として、市販の頭痛薬に頼ることが日常化してしまうためです。

2つの種類の頭痛が合併して痛みがひどくなると……

次のパターンは、片頭痛に緊張型頭痛が合併することによって起こるものです。片頭痛には横になっていれば解消されるような軽いものから、悪心や吐き気が起こったり、発作が起きると2、3日痛みが持続したりという重いものまでさまざまです。

こうした重い片頭痛の引き金になるものに、筋肉の緊張や締め付けを主症状とした緊張型頭痛があります。片頭痛に緊張型頭痛が合併すると発作時の痛みが強くなり、発作の回数も増えます。この痛みの増強が怖くて、早目に頭痛薬を服用するようになり、その結果、薬物乱用頭痛におちいることが多いのです。

会社員のB子さん（31歳）もその1人です。もともと片頭痛持ちでしたが、従来、発作は1ヵ月に数回程度で、症状は軽く、横になっていればすぐよくなりました。しかし、会社に入って2年目くらいから、発作時の痛みがひどくなってきました。

入社後の仕事はパソコンの入力が主で、眼が疲れ、肩こりが日常化するようになっていた頃でした。

後で詳しく説明しますが、片頭痛の原因は脳の血管の異常な収縮と拡張で、この血管の刺激により、脳が過剰に反応して、痛みが起こります。血管の収縮と拡張には前項で説明した女性ホルモンのエストロゲンのほか、小腸粘膜や血小板にある「セロトニン」も関与しています。

また、セロトニンによって起こる頭痛のほうが症状が激しく、吐いたり、寝込んだりするため、薬物乱用頭痛におちいりやすくなります。

肩や首の筋肉の凝りやストレスが加わると、このセロトニンの分泌が激しくなることが明らかになってきました。緊張型頭痛によって片頭痛が悪化するのもこうしたメカニズムによります。

B子さんの場合もそうでした。さらに仕事のストレスも加わったのでしょう。このことが頭痛薬を乱用する引き金となってしまいました。

整形外科の痛み止めで薬物乱用頭痛に

肩こりや腰痛で整形外科を受診。ここで処方してもらった薬を乱用することで、薬物乱用頭痛を発症する人もいます。

会社員の男性Dさん（45歳）はもともと肩こりになりやすく、学生時代からよく、市販の湿布剤などを使っていました。会社に勤めるようになってから、肩こりが連日、起こるようになり、頭痛も発症。友人のすすめで近くの整形外科を受診しました。

そこでは痛み止めとして、「ロキソニン（一般名：ロキソプロフェンナトリウム）」を処方されました。

これはいわゆる痛み止めの一種ですが、連用すると薬物乱用頭痛を引き起こす可能性があります。

Dさんもそうで、服用するとつらい肩こりが解消されるため、薬がやめられなくなりました。しかし、1年程たつと、今度はひどい頭痛が起こるようになってきたのです。薬が足りなくなると、複数の病院で同じ薬を処方してもらうようになりました。

Dさんを診断したところ、明らかな薬物乱用頭痛でした。また、Dさんは肩こりによって頭痛が起こったことから、ご自身の頭痛を「緊張型頭痛」だと思い込んでいたようですが、当院に来たときには、この緊張型頭痛が片頭痛に移行して、痛みがひどくなっている状態でした。

もっとも、こうした薬がすべて悪いといっているわけではありません。痛み止めとして、短期間あるいは月に数回、服用するだけならむしろ効果的といえるでしょう。

しかし痛みが重症化している場合や、すでに市販の薬を服用し続けてきたような患者さんに対しては使うべきではありません。

また、Dさんのように、「痛みがよくなるから」と予防的に、かつ漫然と服用を続けているのは問題です。

病院の薬で薬物乱用頭痛におちいることもある

Dさんのように、病院で処方される薬で薬物乱用頭痛を起こす例は、市販薬によるものに比べれば、そう多くはありません。しかし、その可能性があることは念頭において、適切な服用を心がけてください。

頭痛で一般の病院を受診する場合もそうで、頭痛の専門ではない病院やクリニックでは片頭痛に対して、トリプタン製剤を処方することはまだ一般的ではありません。市販の頭痛薬と同じタイプの複合解熱鎮痛剤を処方されるケースが少なくないのです。

こうした医療用の頭痛薬は市販薬よりも強く効くので、患者さんも「痛みがとれた」と満足することが多いようです。

また、医師のほうも、患者さんから、

「よく効いた」

「また、あの薬を処方してください」

といわれることが多いのです。

このため、「よい薬だ」と強く思い込んでしまうこともあります。

「ＣＭＣＰ」という薬もこうした薬の代表的なもののひとつです。

ＣＭＣＰという名前を聞いたことがない人も多いでしょう。これは約束処方といわれる薬の一種です。約束処方とはよく使われる薬を組み合わせた粉薬で、医師が処方するものです。含有される薬剤の頭文字がつけられています。

ＣＭＣＰは含有される薬剤の頭文字をまとめたものです。具体的には不安をやわらげ、痛みを抑える成分であるクロルゼアポキシドという薬やカフェイン、メフェナム酸などが入っています。

この薬は一般の医師たちの間で、「切れ味のよい頭痛薬」として、知られています。しかし、連用していると最短３ヵ月間で薬物乱用頭痛を起こす可能性があります。

薬を使う場合は短期間の処方が原則で、医師がその都度、頭痛がよくなったかどうかを評価していく治療を行わなければなりません。

病院で頭痛薬を１ヵ月分まとめて処方されるなど、漫然と薬を出したり、服薬指導に疑問を感じたりした場合は、遠慮なく、医師に問い合わせるべきでしょう。また、薬剤師さんに質問をするのもよいと思います。

毎週、頭痛薬を服用している人は要注意！

薬物乱用頭痛の頻度は一般住民の1～2％、頭痛外来を受診する患者さんの5～10％に相当するといわれています。

当院では、薬物乱用頭痛を専門にしているということもあり、患者さんの50％以上がこの頭痛にあたります。

薬物乱用頭痛は非常にやっかいで治療が困難な頭痛ですが、それでも3ヵ月間、きちんと治療を続けていただければほとんどの人がその苦しみから解放されます。

では、どんな治療をすると、薬物乱用頭痛から離脱でき、頭痛ともさよならできるのでしょうか。その詳細はこれから少しずつ説明していきますし、具体的な薬やその使い方についても第4章で詳しく紹介していきます。まずはその前に、どのような人が薬物乱用頭痛に相当するのか、詳しく説明していきたいと思います。

日本頭痛学会が作成した慢性頭痛のガイドライン（治療指針）には、薬物乱用頭痛の定義と診断のポイントがまとめられています。詳細は割愛しますが、この中で特に大事なのが、発作の回数です。

「1ヵ月に15日以上の発作（頭痛）がある」

という場合には薬物乱用頭痛の可能性が高いと疑います。

このような患者さんは薬を連日、服用していることが多く、また、1日の服用回数も頻回です。ある患者さんのコメントをご紹介しましょう。

「朝1錠服用しても、2時間後にはもう痛みが来てしまいます。それで、また服用します。夜寝る前にも痛みが起こるので、また服用する形で、1日に5、6錠は飲んでしまいます」

なお、服薬の頻度としては、毎週2、3日以上、長期に服用すると薬物乱用頭痛になりやすく、数日間続けてまとめて服用しても、1ヵ月くらい間があくようなケースでは薬物乱用頭痛は起こりにくいとされています。

【薬物乱用頭痛の特徴】

○特定の部位でなく、頭全体にズキン、ズキンと拍動性に痛む
○頭痛発作が1ヵ月に15日以上あらわれる
○無力症、悪心、そわそわ、記憶障害、集中困難、うつ傾向、快感消失などの症状をともない、日常生活に支障が生じている

○薬に対する耐性により、同じ量で効果が得られなくなる
○薬を摂取したいという強い欲求や切迫感が起こり、やめると離脱症状があらわれ、さらに服薬量が増える
○ごくわずかな身体的、精神的ストレスで頭痛が頻繁にあらわれる

薬物乱用頭痛の元になる片頭痛とは？

一般に一次性頭痛といわれるもので、病院にかかるような頭痛では、片頭痛が知られています。片頭痛は繰り返し起こるのが特徴であり、そうした意味では薬物乱用頭痛と似ています。

しかしながら、片頭痛の頻度は、「1カ月に6回程度の発作がある」と定義されており、薬物乱用頭痛とは区別されます。

一方、薬物乱用頭痛の元になっているのは、ほとんどの場合、片頭痛です。なぜなら、頭痛薬を服用するきっかけの大半は片頭痛で、この痛みを治すために服用を繰り返して、薬物乱用頭痛に至るケースが多いのです。

そうした意味では、薬物乱用頭痛と片頭痛は深い関係にあり、薬物乱用頭痛は両者が混在している状態といっていいでしょう。

つまり、片頭痛を持っている人が、それまでひどくても1ヵ月に6回程度しか発作がなかったのに、年々悪化して、最近は15回以上痛みが起こるようになっている……。

あるいは、1ヵ月に15回以上ではないけれど、すでに6回を超えている、といった場合は、片頭痛が重症化しているのではなく、

「薬物乱用頭痛におちいっている可能性がある」

と考えたほうがいいでしょう。

本当のことをなかなか話してくれない患者さん

初診の問診で薬物乱用頭痛の患者さんが来院されると、

「頭痛薬は1ヵ月に何回くらい服用していますか？」

と聞きます。

診断のためには頭痛薬の服用回数と服用量を知ることが非常に重要です。

このとき患者さんから返って来る一般的な答えは、

「そうですね、1ヵ月に1回くらいでしょうか……」

というものが多いです。

しかし、これが正直な申告でないことが多いのです。

患者さんにとって、薬の乱用というのは医師にいいにくいものなのでしょう。

「Aは効くけどBは私に合わない」など、妙に薬に詳しい頭痛薬オタクが多いのも事実です。

実は頭痛外来を開設したばかりの頃は、患者さんの申告を100%、そのまま信じていました。そもそも、よく考えれば、1ヵ月に1回程度の発作しか起こらないのであれば、よほど重症の片頭痛や群発頭痛などは別として、病院に来るほどの頭痛になることは少ないでしょう。

時間をさいて、わざわざ、頭痛外来を受診するということは、それ相応の苦痛を感じていると考えるのが普通です。

次第に、患者さんとの信頼関係が生まれてくると、

「実はもっとたくさんの数を服用しているのです……」

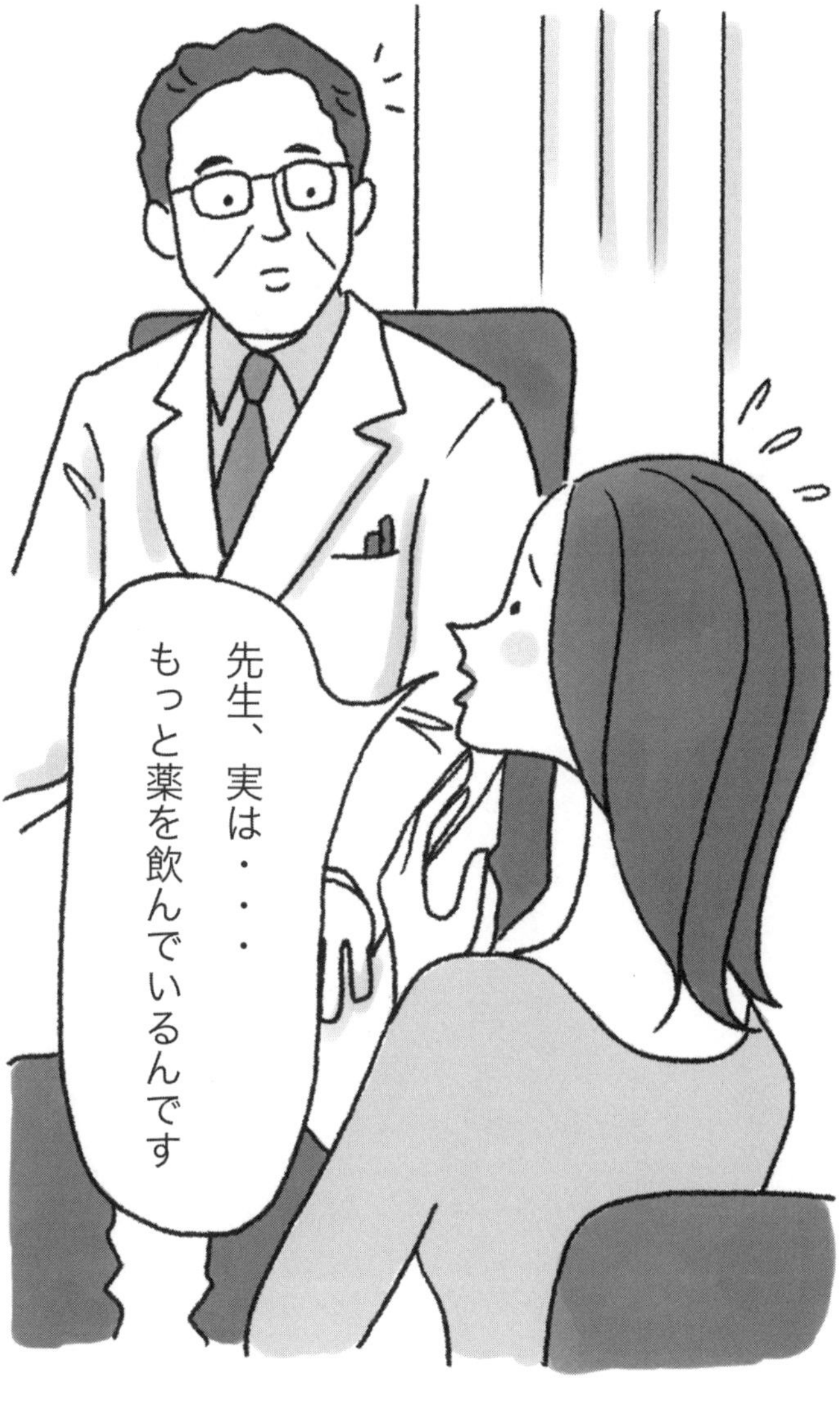
先生、実は・・・
もっと薬を飲んでいるんです

「いけないと思いながら手が伸びてしまって……」

と、本当の服用量をその苦しみとともに、少しずつお話ししてくれるようになります。

実際には患者さんが申告される服用回数の3〜10倍くらいの量が、本当の服用回数なのです。

これまでいらした薬物乱用頭痛の患者さんで、最も多い服用回数は1日20回でした。ドラッグストアのポイントデーなどに市販の頭痛薬をまとめ買いしているということでした。

「1カ月に20箱、服用した」

という患者さんもいました。これを聞いたときはさすがに驚きました。

1箱、24錠入りの薬を服用していたとすれば、(このタイプを買うことが多いので)、1カ月で480錠(つまり、1日あたり16錠)服用した計算です。

薬物乱用頭痛とその症状

薬物乱用頭痛の原因となる頭痛薬で最も多いのは複合解熱鎮痛薬で、ほとんどが市販のものです。それだけ頭痛では、市販薬に頼る人が多いということでしょう。

以前、地元のＴＶ局から依頼されて、薬物乱用頭痛をテーマにした番組の制作に協力したことがありますが、番組スタッフが取材したドラッグストアでは、計13種類もの市販薬が販売されていました。また、同じメーカーの商品にも小児用、頭痛・生理痛用、のどの痛み用などさまざまなタイプが売られています。それだけ、市販薬の市場が大きいということを意味しています。

薬物乱用頭痛のメカニズムは非ステロイド系消炎鎮痛薬の作用機序によります。この薬は脳の奥の脳幹という部分から、快楽物質といわれる脳内物質のドーパミンを放出することによって、発作時の痛みをやわらげます。

頭痛薬を乱用しているとこのドーパミンが過剰放出され、これが痛覚神経など痛みにかかわる神経に悪影響をおよぼし、これによってさまざまな乱用の症状が引き起こされると考えられています。

こうした作用の原因になる成分として、代表的なものがカフェインです。頭痛薬に入っているのは「無水カフェイン」という成分ですが、基本的にはカフェインと薬理作用は同じです。

カフェインには即効性の鎮痛作用がある一方で、「カフェイン中毒」という言葉があるように、依存性を起こしやすいという欠点があります。

アメリカでは日本で売られているのと同じ頭痛薬の中でも、「カフェインを含まないもの」があります。薬物依存のリスクを減らすための対策なのです。

なお、風邪のときに服用する「総合感冒薬」も、複合解熱鎮痛薬の仲間であり、この薬の乱用によって薬物乱用頭痛におちいる人もいます。

また、病院でもこのタイプの頭痛薬や消炎鎮痛薬が広く使われており、これを毎日服用することによって、薬物乱用頭痛を発症することもあります。

いつもの頭痛薬が効かない……

薬物乱用頭痛の症状について、少し詳しく説明していきましょう。

初期ではまず、いつも効いていた頭痛薬が効かなくなる、というところから始まります。正確にいうと薬の持続時間が短くなります。さきほどの例でもあげましたが、

「これまで、朝1回服用したら夜まで効いていた。でも、最近は服用して2時間くらいたつともう薬が切れて痛みが出てくるようになった」

といったイメージです。

しかし、この症状が薬の乱用によって起こると気付くことは難しく、

「頭痛の回数が多くなった」

ことから、日に日に薬の服用回数が多くなっていきます。

薬物乱用頭痛では、薬をやめると、とたんにひどい頭痛に襲われるのも特徴的です。襲ってくる痛みが不安で、早め早めに薬を飲むようになる人も少なくありません。

また、薬物乱用によって、睡眠障害や不安感など、精神的な症状があらわれてきます。薬を過剰に服用していることや、たくさん飲んでも頭痛が治らないことに対する苦痛、焦りなどがこうした症状を助長しているともいえるでしょう。

さらに過剰な服用を続けると、頭がぼーっとしたり、低血圧からめまいなどを起こすこともあります。無力感や悪心、そわそわ、記憶障害や抑うつ状態、自律神経障害などをきたすようになると、日常生活が次第に困難になってきます。

それでも、我慢をしている人も多数いるのでしょう。

薬物乱用頭痛の患者さんの多くは、薬の乱用から早くて3ヵ月から1年程度たって受診されます。年齢も30～40代と比較的、若い方が多いのですが、中には高齢者の方もいます。

問題を抱えながらも、20年、30年と服用を続け、ようやく「思い切って受診しました」という人もいるのです。

手遅れということはありませんが、一般的に、乱用の期間は短ければ短いほど、治療効果が速く得られます。ぜひ、我慢せずに頭痛の専門医を受診してください。

こじれた頭痛には専門治療が必要

薬物乱用頭痛はもちろん、片頭痛や群発頭痛などのいわゆる慢性頭痛は、適切な治療を実施すればよくなります。

「頭痛は体質だから」「頭痛は持病だから一生つきあっていかなければならない」と思っている方々にこのようなお話をすると、みなさん、びっくりします。

しかし、頭痛の専門医の立場からいえばこれは当たり前のことです。適切な薬を使い、日常生活を工夫すれば誰もがつらい頭痛から解放されるのです。

ではどのような方法で頭痛が解消されるのでしょうか。そのことを知っていただくために、まず、頭痛が起こるメカニズムを理解することが大切です。

【片頭痛のメカニズム（三叉神経血管説）】

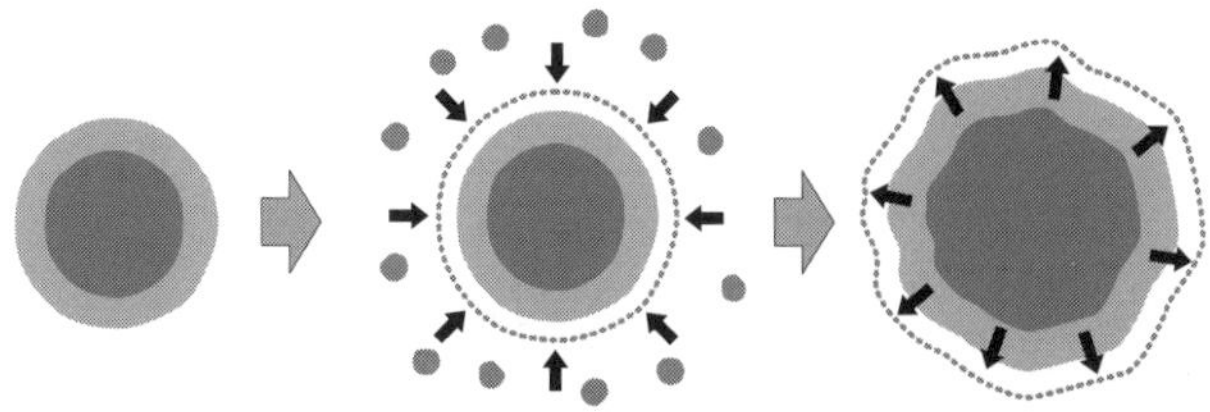
平常時の血管
三叉神経から放出された痛み成分が血管を刺激
血管が拡張・炎症

ここでは、薬物乱用頭痛のきっかけとなる片頭痛について、その仕組みを詳しく説明していきましょう。

片頭痛の原因は脳の血管の異常であることがわかっています。血管の異常の引き金となるものとしては、最近では、「三叉神経血管説」が有力視されています。

この説は1984年にモスコビッツという研究者が提唱しました。脳の血管は血液中の血小板に含まれる神経伝達物質の「セロトニン」によって、安定を保っています。何らかの原因でこのセロトニンが大量放出されると、脳の血管は収縮します。

ところがセロトニンが出尽くしてしまうと、今度はその反動で脳の血管は急激に拡張します。それが刺激になって、血管の周囲にある三叉神経から炎症物質（痛み物質）が放出され、炎症が起こります。これを同じ三叉神経を介して、脳が痛みと感知します。

さらに三叉神経から放出される炎症物質が炎症を促進し、痛みを悪化させていく。これが三叉神経血管説です。

片頭痛治療薬のトリプタン製剤はこの血管の異常にダイレクトに働く薬です。具体的には、セロトニンをキャッチする受容体に作用して拡張した血管を収縮させたり、血管を拡張する物質の放出を抑制したりという作用によって、片頭痛の症状を消失させます。

直接、痛みの原因に働くことにより、確実な除痛作用をもたらし、副作用は最小限に抑えられるというわけです。

まずは服用している頭痛薬をやめることから

薬物乱用頭痛の治療で主となるのは、前出のトリプタン製剤ですが、治療の前段階として、最初にやらなければならないのは、薬物乱用頭痛の原因となっている頭痛薬をやめることです。

しかし、これが難しいのです。長く服用を続けてきた人にとって、痛みを止める唯一の薬であった頭痛薬をやめるというのは、とてつもなく不安です。実際、薬をやめてしまえば離脱症状によって、激しい頭痛が起こることも事実です。

そこで、治療では「予防薬」を使います。予防薬というのは頭痛の発作の回数を減らしたり、発作の痛みを緩和したりする作用のある薬です。薬の具体的な内容については4章で詳しく説明していきますが、代表的なものが、「バルプロ酸ナトリウム」という薬です。もともとはてんかんの薬でしたが、2010年、片頭痛にも保険適用となりました。

この薬の主な作用は脳や神経の興奮、過敏状態を改善することです。片頭痛の発作を劇的に減らす効果があり、頭痛学会のガイドラインでは、薬としての評価が最も高い「グレードA」として評価されており、実際に発作の回数が劇的に減りますので、これをまず、第一に使います。

このほか、「塩酸ロメリジン」という予防薬もあります。これは高血圧の薬としても知られる「カルシウム拮抗薬」の一種です。

血管壁の細胞にカルシウムが流入すると、血管が収縮します。片頭痛の発作ではセロトニンなど原因物質の影響で、まず血管が収縮し、これをきっかけに今度は血管が拡張するというプロセスをたどると考えられています。カルシウム拮抗薬はカルシウムが細胞内に入るのを邪魔することで、片頭痛の血管の収縮を防ぎ、片頭痛を予防しようというわけです。

薬物乱用頭痛の人にはこれらの予防薬を1日2回、服用してもらいます。早くて1週間、遅くても1ヵ月以内に薬の効き目があらわれ、発作の回数が減ってきます。

患者さんにはきちんと予防薬の作用を説明して、安心していただきます。納得していただければたいていの場合、頭痛薬をストップする勇気が持てるのです。

なお、予防薬で抑えきれなかった発作に対しては、トリプタン製剤を使います。

本来の頭痛パターンが見えてくる

治療を開始すると、次第に、頭痛の本来の姿があらわれてくるようになります。わかりやすくいえば、薬物乱用頭痛が起こる前の、以前の頭痛のパターンに戻るということです。

例えば片頭痛というのは、血管が急速に縮まり、これが再び広がるというプロセスによって起こります。この血管の収縮・拡張の引き金になるものは人によってさまざまです。

女性の場合、最も多いのがエストロゲンの影響によるもので、月経前後や排卵時に頭痛の発作が起こりやすいタイプです。

薬物乱用頭痛の患者さんには治療開始時から、「頭痛日誌」をつけていただきます。頭痛の起こった時間や頭痛とともに起こる症状、さらに月経の記録欄もあります。

女性は自分の体の変化に敏感ですから、本来、「月経の前になると頭痛が起こる」と、なんとなくわかってはいることが多いようです。この日誌をつけると、それがあらためて客観的に浮かび上がります。

特に薬物乱用頭痛の人ではこうした本来の頭痛が隠され、昼も夜も、それこそ日々いつともわからない発作におびえている、いわば、頭痛のリズムも体のリズムもめちゃめちゃになっている状態です。

薬物乱用の原因となっている薬をストップすると、あなたの頭痛のパターンが見えてくるというわけです。片頭痛の引き金になる要因としてはこのほか、ストレスや精神的緊張、疲れ、天候の変化や温度差、タバコやアルコール、食品（チョコレート、チーズなど）があります。人によって何が引き金になるかは異なりますので、頭痛日誌でこれを探ることは非常に役立ちます。特に食べ物や嗜好品などはあらかじめ、これを避けることが発作の予防につながります。

また、日誌によって頭痛のパターンがわかれば、薬を飲むタイミングがつかめます。加えて、頭痛の強さによって、予防薬や頓挫薬の種類、量を調整できるので、医師にとっても、患者さんに最適の治療法を選択できるわけです。

痛みが強い人には、10分で効く自己注射がおすすめ

頭痛発作時の頓挫薬であるトリプタン製剤には飲み薬のほか、口の中で溶けるタイプ、鼻に噴霧するタイプ、注射（病院での注射のほか、自分で注射をする自己注射というもの）など、さまざまな形状のものがあります。

片頭痛の中でも頭痛の痛みが非常に強い人、悪心や吐き気があるタイプの人は飲み薬を服用するのはなかなか大変です。飲み薬の効果が出るまでに30分程度かかりますし、何より、吐いたときに薬が出てしまったり、飲んでもうまく吸収されないことが多いのです。

このような方には鼻に噴霧するタイプ（10分程度で効果が出る）や即効性のある自己注射剤（5分程度で効果が出る）がとても有効です。

当院の患者さんは重症の方が多いので、自己注射剤をよく処方しています。

これはシリンジ内に1回分の薬液が充填されたキット製剤で、軽い力で押すだけで注射できる簡単な装置です。ペンのような注射をイメージしていただくとよいと思います。注射というと「怖い」と感じる方も多いようですが、実物を見ていただければ、安心できます。また、瞬間的な痛みのみで苦痛はありません。

副作用を心配する人もいますが、自己注射剤に含まれる薬剤の容量は1回あたり3㎎。同じメーカーの錠剤は50㎎、点鼻薬は20㎎です。内服薬はその多くが吸収されませんし、効いてくるまでの時間もかかる。それに比べて注射剤は少ない量で即効性を発揮し、トリプタン製剤の中ではもっとも安全です。

複数のタイプを患者さんに提示して選んでいただくと、まず、錠剤を選びます。

「効かなかったら少しずつ強いものに変えていきましょう」

という医師もいるでしょう。

しかし、最初に処方した薬で効果が得られないと、患者さんはがっかりしてしまいます。特に薬物乱用頭痛の場合は、相当にこじれてしまっているので、発作の痛みは尋常ではないことも多く、期待すればするほど、薬が効かなかったときの落胆は大きいでしょう。

だからこそ、「注射が第一選択」と見極めた患者さんにはこちらをすすめています。

薬物乱用頭痛からの離脱

冒頭のA子さんは治療を開始した月から、早速、発作の回数が減ってきました。これは乱用の原因になっていた頭痛薬をやめたことによる効果、そして、予防薬との相乗効果で、次第に頭痛の発作回数が減って行きます。これまで患者さんを診てきた経験からいえば、発作の回数が治療によって5分の1、場合によっては10分の1くらいに減ります。

毎日発作があるような患者さんでは、発作が月に数回になるということは劇的な改善です。一般的に、乱用の期間が短ければ短いほど、治療期間も短くすみます。

A子さんには発作時にトリプタン製剤の自己注射薬を使っていただくようにしました。すぐに使い方に慣れ、外出時にはバッグの中に欠かさず持参しています。

2カ月後くらいには発作の回数がピーク時の15回から3回程度にまで減ったので、予防薬を1日2回から1回、といった具合に減らすようにしました。

その後、頓挫薬をうまく使いながら、日常生活に注意していただき、頭痛体操などをしていただいた結果、3ヵ月後には予防薬がいらなくなりました。

治療開始から1年たった今では、ときどき起こる発作にトリプタン製剤の自己注射薬だけで、コントロールできるようになり、今では家事だけでなく、パートの仕事にも従事しています。


このように、きちんと治療をすれば、薬物乱用頭痛の患者さんの70%以上は約3ヵ月間で治ります。


厳密にいえば、治るという言葉の意味には、

「頓挫薬が全く必要なくなる完治」

「頓挫薬は必要だけれども、回数が激減して、服用する回数も減った」

という意味で、医学的には寛解というものがあります。

もともと頭痛の頻度が少ない人は頓挫薬のみでもやりすごせるようになります。

頭痛治療のゴールはあくまでも、「薬を服用しながらも、日常生活を快適に過ごせること」です。頓挫薬の服用は頭痛の頻度によりますので、薬をもらうために1ヵ月に1回来院される方もいれば、そのまま数ヵ月たっても発作が起こらないことも珍しくありません。

「1年振りに発作がきました」

という患者さんもたくさんいます。

3カ月でもうまくコントロールがつかない人に対しては、予防薬を変更するのが最も効果的です。現在、予防薬でまず使う薬は高い効果が期待できるバルプロ酸です。次に有効とされるのが塩酸ロメリジンという薬です。

しかし、重症の片頭痛がベースにある方は、こうした薬で効果が得られないこともあり、こうした場合、抗うつ薬のミルナシプラン塩酸塩を追加するなどして予防薬の作用を強めるとうまくいきます。

このほか頭痛の予防効果のある薬には抗セロトニン薬、β遮断薬などさまざまなものがあり、患者さんに応じて適切に組み合わせます。

「頭痛外来」の名医が
あなたの頭痛を
診断する

第2章

慢性頭痛（一次性頭痛）には3つのタイプがある

日本の疫学調査によれば、日本人における一次性頭痛の有病率は一過性の軽い頭痛を含めるとおよそ39%。つまり、4人に1人以上が頭痛を経験したことがあるという統計が出ています。

これだけ頭痛で悩む人がいるという現状がありながら、医療機関に通っている人は非常に少ないのが現状です。一方で、多くの人は市販の頭痛薬で対処しており、これが原因となって薬物乱用頭痛の患者さんが増えていることを第一章でお話ししました。

このようなことにならないためには、頭痛がするからといって、安易に頭痛薬を服用しないことはもちろんですが、もっと大切なのは、「たかが頭痛だから」と放置せずに、きちんと専門機関で自分の頭痛の原因を調べてもらうということです。

例えば慢性頭痛の3タイプには片頭痛、群発頭痛、緊張型頭痛がありますが、それぞれに発生機序が違います。

また、最近は帯状疱疹《たいじょうほうしん》ウイルスによる頭痛やうつ病をともなう頭痛、首が原因で起こる

【慢性頭痛（一次性頭痛）の種類】

慢性頭痛とは		脳や体の器質的な異常が認められない頭痛。
慢性頭痛の種類	①片頭痛	血管の異常（血管の収縮・拡張）によって起こる頭痛。 原因…月経、ストレス・睡眠不足・過多、人ごみ、炎天、運動、食べ物、飲酒、臭いなど
	②群発頭痛	ある一定の時期に集中して起こる頭痛。
	③緊張型頭痛	後頭部や側頭部、首から背中の筋肉の緊張によって起こる頭痛。

頭痛（頸《けい》性《せい》神《しん》経《けい》筋《きん》症《しょう》候《こう》群《ぐん》）もあり、それぞれに対処法が異なります。

さらに、頻度は低いですが、「心配のない頭痛」だと思っていたら、実は「くも膜下出血だった」ということもあります。

先日も50代の女性の方が、

「頭痛で他の病院に行ったら、『片頭痛です』と診断され、処方された薬を飲んで1週間たってもよくならないので来ました」

と来院されました。

症状を聞いていますと、痛みが普段起こる頭痛よりもひどいということで、すぐにMRIを撮影したところ、くも膜下出血であることがわかりました。そのまま救急車で総合病院に搬送。手術をして一命をとりとめました。

こうした命にかかわる危険な頭痛については7章で紹介しますが、頭痛と一口にいっても、これだけ色々な原因があることをまずはわかっていただけたらと思いますし、頭痛とさよならするためには、頭痛のタイプに合わせた治療が非常に大事だということをご理解いただけたらと思います。

なお、第一章で薬物乱用頭痛の70％以上は3ヵ月の治療で治る、と申し上げましたが、この章でご紹介する頭痛もそのほとんどは同じ位の期間内に治癒、あるいは寛解します。どんなタイプの頭痛でもあきらめることはないのです。

初診では問診と脳の検査を実施

頭痛外来では、どのように頭痛の原因、タイプを診断するのかご紹介します。まず、大事なのは問診です。頭痛の頻度と痛みの持続時間、痛む部位や痛みの強さなどについて、うかがっていきます。

代表的な頭痛について、簡単に紹介しますと、片頭痛はズキン、ズキンという拍動性の痛みが月に1～2回から週に1～2回の割合で発作的に起こる頭痛です。群発頭痛は年に

1～数回、一定期間（2週間から多くは1ヵ月）、のたうち回るような激しい痛みに襲われる頭痛です。

痛みの強さについては、「じっとしていられない」「頭をかかえて転げまわる」などの症状があれば群発頭痛の可能性があり、「寝込んだり、何もできない、じっとしていたい」といった場合は片頭痛の可能性が高くなります。

一方、緊張型頭痛の場合は締め付けられるように重苦しい頭痛が毎日のように続く頭痛です。純粋な緊張型頭痛の場合、片頭痛や群発頭痛などに比べ、痛みは比較的軽く、「我慢すれば、日常生活はできる」といった人が多いでしょう。

ただし、病院に来るような方で純粋な緊張型頭痛は少数派です。先にお話ししたように、緊張型頭痛と片頭痛が合併していることがほとんどです。

なお、片頭痛についてはセルフチェックできる「MY　頭痛チェッカー」（次ページ参照）がありますので、興味がある方は一度、チェックをしてみるとよいでしょう。チェックしたリストを持参して、医療機関に行くのもよいと思います。

問診が終了したら、必要に応じて、脳のMRIを撮影していただきます。これは頭痛の原因となる脳の病気の有無を確認するために重要です。また、撮影を自ら希望される患者さんも少なくありません。ひどい頭痛で苦しんでいる人は、「脳の病気では？」と不安を抱えていることが多く、何も異常がなかったことが安心材料になり、治癒へのきっかけになります。

　この検査で二次性の頭痛が除外されるだけで、「痛みがやわらいだ」という人もいます。中には、ＭＲＩで頭痛の引き金となる急性の副鼻腔炎が発見されることもあります。このように、脳の検査をきちんと行うことは頭痛治療の重要なプロセスといっていいでしょう。

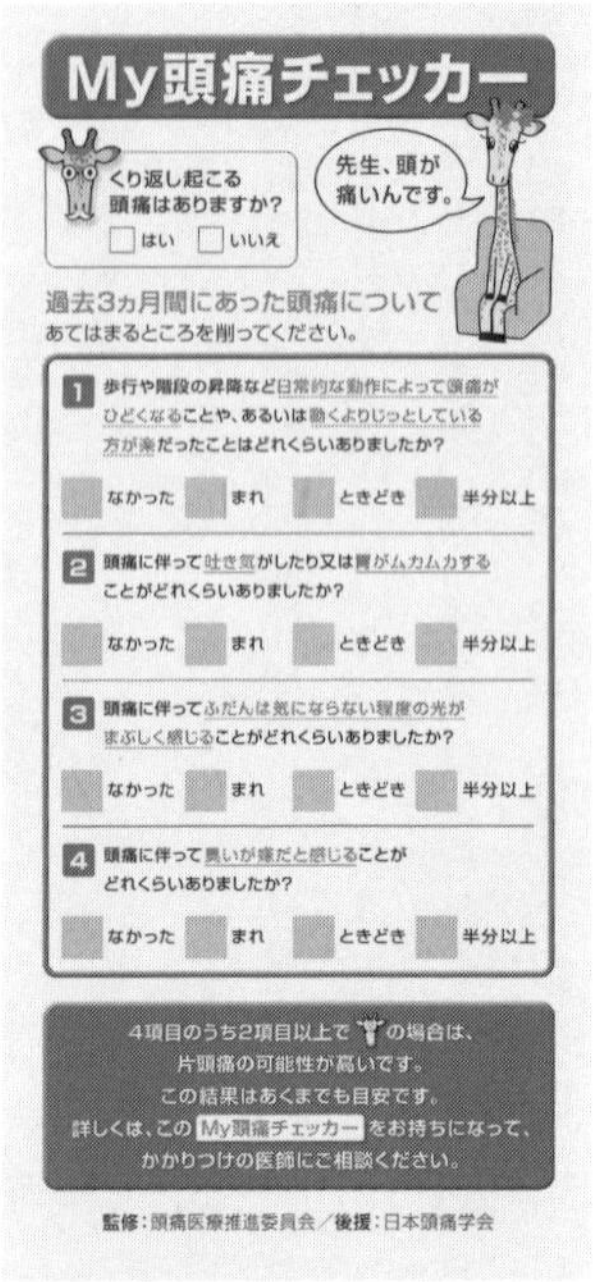

▲『My 頭痛チェッカー』でセルフチェックしておくと、頭痛の症状などの相談がスムーズに

片頭痛を正しく理解しよう

日本には約840万人の片頭痛患者さんがいると考えられていますが、このうち約8割を女性が占めています。

片頭痛というのを頭の右か左、あるいは方側だけが痛むものだと思っている人はけっこういるようです。

「頭全体が痛むから片頭痛とは思っていませんでした」

という人は少なくありません。

片頭痛の「へん」の字には「片」があてられているため、片側だけが痛むと勘違いされる方が多いのですが、実際には頭の片側、もしくは両側が脈打つようにズキン、ズキンと痛む発作性の頭痛です。統計では両側が痛む人は片頭痛の4割です。また、片頭痛は血管の収縮・拡張が関与していることから、「ズキズキ」とする頭痛だと思われてきましたが、ズキズキしない場合も約5割あることがわかっています。

専門家の間では、「ズキズキ」や「片側だけ」ということにとらわれていると、片頭痛を見逃してしまう、といわれています。

また、片頭痛の前触れとして肩こりが起こる人は75％もおり、ストレスと関係も深いことが明らかです。

要するに、ときどき生活に支障がある、つらい頭痛がある場合は片頭痛の可能性があると考えたほうがいいでしょう。

女性に多い、エストロゲン性の片頭痛

片頭痛のタイプは原因別に、月経前後に起こりやすい「エストロゲン性」と、さまざまな原因で血液中にセロトニンが分泌されることで起こる「セロトニン性」の2つにわけることができます。どちらのタイプかによって治療法が大きくかわりますので、まずは、これを見わけることが重要ですが、何年にもわたって頭痛持ちであるという場合、エストロゲン性であることが多いものです。

例をあげて説明していきましょう。

主婦のF子さん（32歳）は中学生の頃からの頭痛持ちです。発作は月に2、3日で毎月

のように起こります。月経の前に起こるのが特徴で、その時期は痛みがひどく、音や光にも過敏になるので、布団をかぶって寝込んでしまうことも少なくなかったといいます。

F子さんの頭痛は1人目を妊娠した頃からおさまりました。「不思議だなあ」と思い、喜んでいたのですが、出産後、しばらくすると再び、頭痛に悩まされるようになり、頭痛外来にやってきたのです。

片頭痛は、血管の異常（血管の収縮・拡張）によって起こる頭痛です。

この頭痛の引き金になるもののひとつが、女性ホルモンのエストロゲンです。

女性の体は女性ホルモンの影響を受けながら、一定のリズムで月経を繰り返しており、月経のリズムに連動して量が変動します。正常な月経周期は25〜28日といわれます。

これには女性ホルモンの「エストロゲン（卵胞ホルモン）」と「プロゲステロン（黄体ホルモン）」の2つのホルモンが関連しています。

そのリズムをもう少し詳しく説明すると、エストロゲンが多く分泌される「卵胞期」↓妊娠可能な期間である「排卵期」↓受精卵着床の準備期間であり、プロゲステロンが多く分泌される「黄体期」↓妊娠しない場合は、2つのホルモンが急激に減って「月経」ということになります。

つまり、女性にとっては、1ヵ月のうちに、急激なホルモンの変動が2回起こるわけで、これは体のさまざまな変調につながってきます。片頭痛も例外ではなく、この2つのホルモンの影響を大きく受けることが明らかです。

これらホルモンの変動にともなって起こるものがエストロゲン性の片頭痛です。女性の片頭痛患者の6~7割はこのタイプで、女性に片頭痛が多いといわれるゆえんです。

特に片頭痛が起こりやすいのが黄体期から月経が始まるまでの間で、中でも月経の前2日から開始後3日目の6日間に集中します。この時期はプロゲステロンが優位になり、エストロゲンが急速に下がってきます。この変動が血管の拡張を引き起こし、片頭痛の引き金になることがわかっています。

一方、妊娠中は赤ちゃんを守るために女性ホルモンの量が高値に維持されているため、最初の6ヵ月は頭痛が起こりにくくなります。出産後はホルモンバランスが不安定で片頭痛が起こりやすくなります。

女性ホルモンの分泌が低下する閉経後は、エストロゲン性の頭痛は起こりにくいとされていますが、更年期からは体の変化もあり、孫もり、夫婦関係、親の介護などのストレスを抱えている人が多いせいか、50歳以降の患者さんも少なくありません。

【女性ホルモンの変動と片頭痛の発生期】

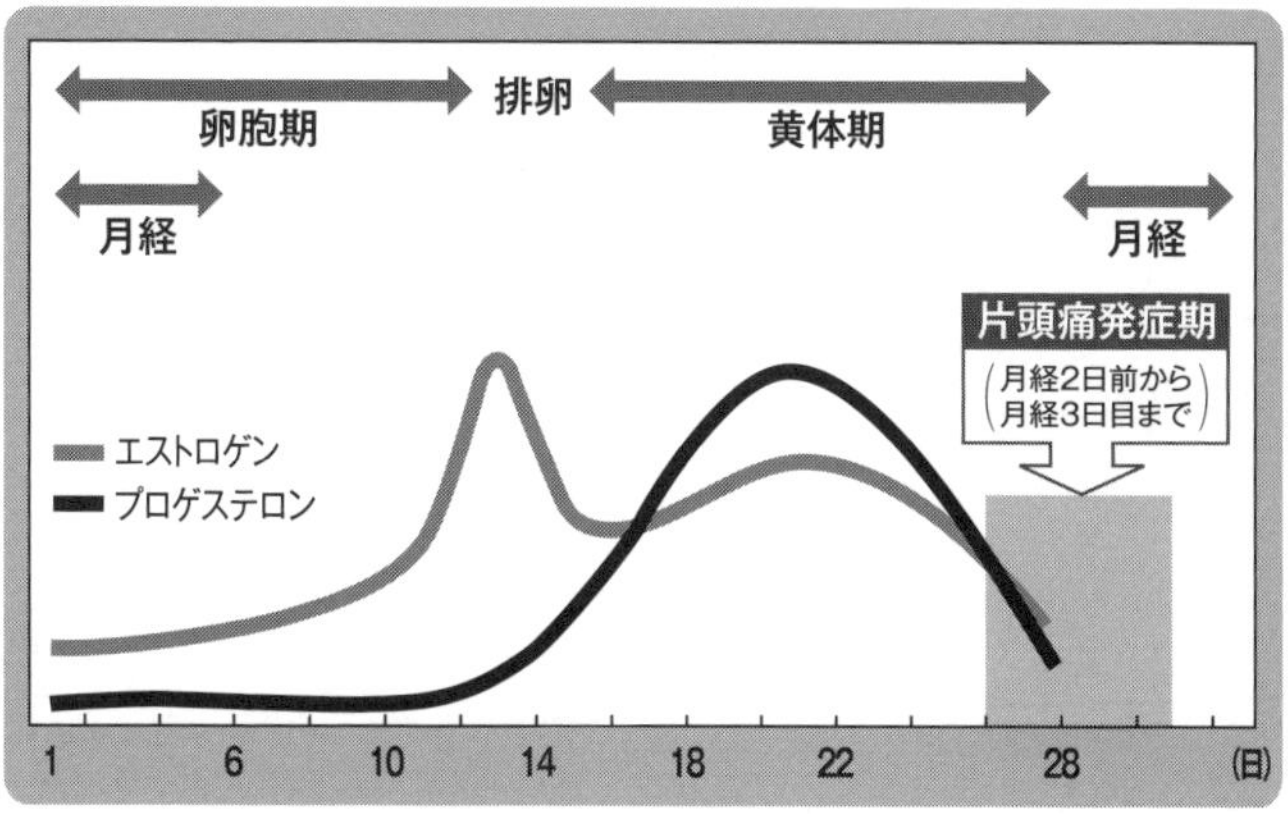

片頭痛の女性は妊娠しやすいって本当?

「片頭痛の女性は妊娠しやすい」
「片頭痛の患者さんは子どもが多い」

これは、頭痛の専門医の間では、昔からいわれていることです。

正確にいえば、これはエストロゲン性の片頭痛の患者さんに限定したお話です。

「毎月のように片頭痛の発作で寝込むのに、妊娠しやすいってどういうこと?」

と読者の方は思われるかもしれません。

しかし、これには医学的にきちんと根拠があるのです。前の項でエストロゲン性頭痛のメカニズムは女性ホルモンの変動が引き金になると申し上げました。この変動によって、子宮や卵管、卵巣の機能が変化するのであって、妊娠のためには欠かせないものです。

基礎体温を測定するとわかるように、妊娠可能な女性の体は高温期と低温期の二相性になっています。具体的には月経から排卵日までが低温期。そこを境に月経までは高温期になります。低温期を支配しているのが主にエストロゲンであり、高温期はプロゲステロンであることはみなさんすでにご存じの通りです。

「妊娠を考えるなら、まずは基礎体温をつけなさい」

とはよくいわれることですが、この2つのホルモンが月経リズムにともなって、きちんと分泌されていること、その証としての基礎体温がきちんと二相性になっている人ほど、妊娠しやすいことは医学的にも知られています。

逆にこのリズムが整っていない方では、妊娠がしづらいのですが、一方でエストロゲン性の片頭痛はほとんど起こらないといっていいでしょう。

つまり、こう考えると、女性に片頭痛が多いのはある意味、子孫繁栄のために組み込まれたメカニズムであり、避けられないことといえるでしょう。片頭痛があることは、女性ホルモンのリズムが健康であることを意味します。これを知ると、やっかいな片頭痛も、前向きに考えられるというものです。

幸い、エストロゲン性の片頭痛は頭痛の前に目の前にキラキラとした光があらわれる「閃輝暗点《せんきあんてん》」（後述）などの前兆が起こりにくい頭痛です。また、痛みは重症化することが多く、予防薬が効きにくいためトリプタン以外にも鎮痛剤などを必要とすることがあります。

月経前緊張症とピルの問題

さて、エストロゲン性頭痛の方に注意していただきたいのがピル（経口避妊薬）の服用とタバコです。近年、低用量ピルが普及しており、避妊のためだけでなく、子宮内膜症や子宮筋腫、ＰＭＳ（排卵から月経開始までの時期にあらわれる身体的・精神的不快な症状）のために産婦人科でピルを処方されているケースは少なくないようです。

実はピルの副作用に頭痛があることはあまり知られていませんが、片頭痛の人が服用して、頭痛が悪化してしまったというケースは意外に多く見受けられます。ピルはホルモン剤であり、エストロゲンも含有されているので、当然といえば当然です。

子宮内膜症や子宮筋腫の場合、病気の悪化によるトラブルも比較的大きいので、必要に応じてピルを服用しなければならないことはあると思います。しかし、注意したいのはPMSです。

PMSにはお腹の張りや乳房の張り、めまい、便秘、そのほか、うつ傾向などさまざまな症状が起こりますが、この中には頭痛が強く出る人もいます。そのような場合はピルではなく、最初から頭痛外来に行って、頭痛の治療を優先させるべきでしょう。

中にはピルを処方し、頭痛が起こったら解熱鎮痛剤を飲むように指示をする医師もいるといいます。これでは薬物乱用頭痛を引き起こすことになりかねません。この点を十分に注意してください。さらに前兆のある片頭痛と喫煙が合わさると、高頻度に脳に血栓症が発生しやすく、ピルの使用は禁忌になっています。

片頭痛は男性にも増えている

女性にも男性ホルモンがあるように、男性にも量は少ないですが、女性ホルモンは分泌されています。当然ながら、男性にも片頭痛の人はいますし、私の実感では、むしろ、年々、増えているように思われます。これは、最近よくいわれる男性の女性化と無縁ではないでしょう。

こうした男性患者は、見た目もスマートでとても優しそうな雰囲気を持っている、いわゆる「草食系男子」です。ホルモンの分泌は食事や運動、ストレスなどさまざまな要因に左右されます。こうした男性たちのホルモン値を測定したら、エストロゲンの分泌量が意外に多いのではないかと思われます。

いずれにしても、注意したいのは、一般的に「片頭痛は女性のもの」という先入観が強いせいか、こうした男性が来院しても、「緊張型頭痛」と診断してしまう医師が多いということです。頭痛持ちの男性は自分の症状を詳しく医師に話すことをおすすめします。

腹痛や吐き気などがともなうセロトニン性頭痛

エストロゲン性頭痛の次に多いのが、「セロトニン性頭痛」というタイプです。わかりにくいので、実際のケースをあげて説明していきます。

K子さん（30歳　会社員）は子どもの頃から頭痛持ちでした。20代に入ってからは頭痛がひどくなり、発作が起こる前に、突然、キラキラとした光が見え、視野を遮られるようになりました。光は20〜30分後には消えますが、それと同時に、こめかみあたりから激しい頭痛と吐き気が起こり、嘔吐してしまいます。

他の病院で脳のＭＲＩの検査をしましたが、「かくれ脳梗塞があるけど心配ありません」といわれ、困って当院に来院されました。この方の症状は専門医であれば、比較的、容易に診断がつく典型的なセロトニン性の片頭痛でした。

セロトニン性の片頭痛では、頭痛にともなって、前兆と腹痛や吐き気などが起きるのが特徴です。なぜこのようなことが起こるのでしょうか。

セロトニンは血小板と小腸などに多く含まれています。腸管のぜん動運動に深く関与していますが、何らかの原因でこのセロトニンが過剰に分泌されると、まず、激しい腸管の狭窄と弛緩が起こります。腹痛や吐き気、嘔吐、下痢などが起こるのはこのためです。

やがて、血液中のセロトニンが急激に上昇すると脳血管が異常に収縮します。このときにキラキラした光が見える閃輝暗点《せんきあんてん》などを主体とした前兆が起こるのです。

そして、セロトニンが消失してくると、血管はその反動で逆に異常な拡張を起こします。これが激しい片頭痛の発作につながるというわけです。

【平常時と片頭痛発生中の消化器の比較】

平常時の消化器

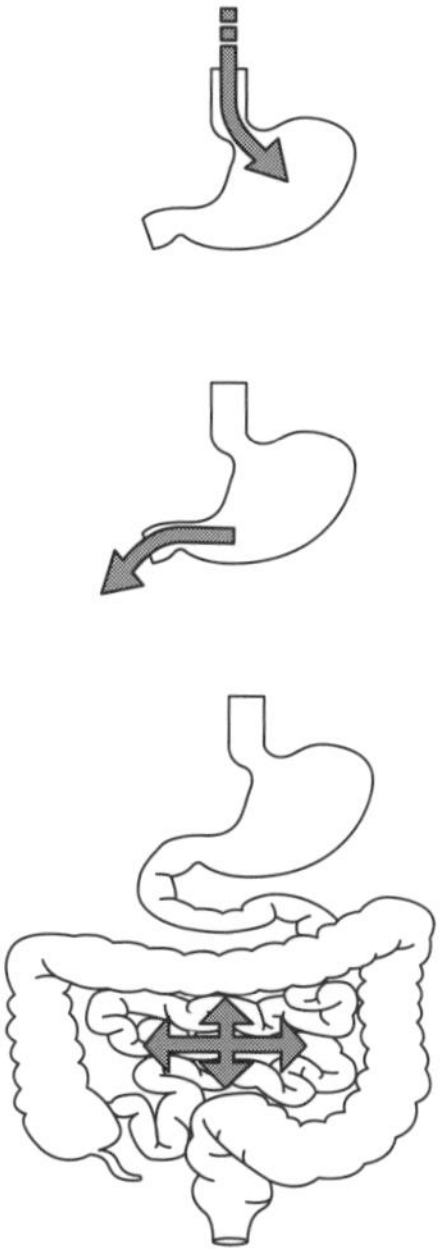

蠕動の後、胃内容排出
約30分の半減期

片頭痛発作中の消化器の異常

セロトニン過剰分泌で噴門と幽門が狭窄

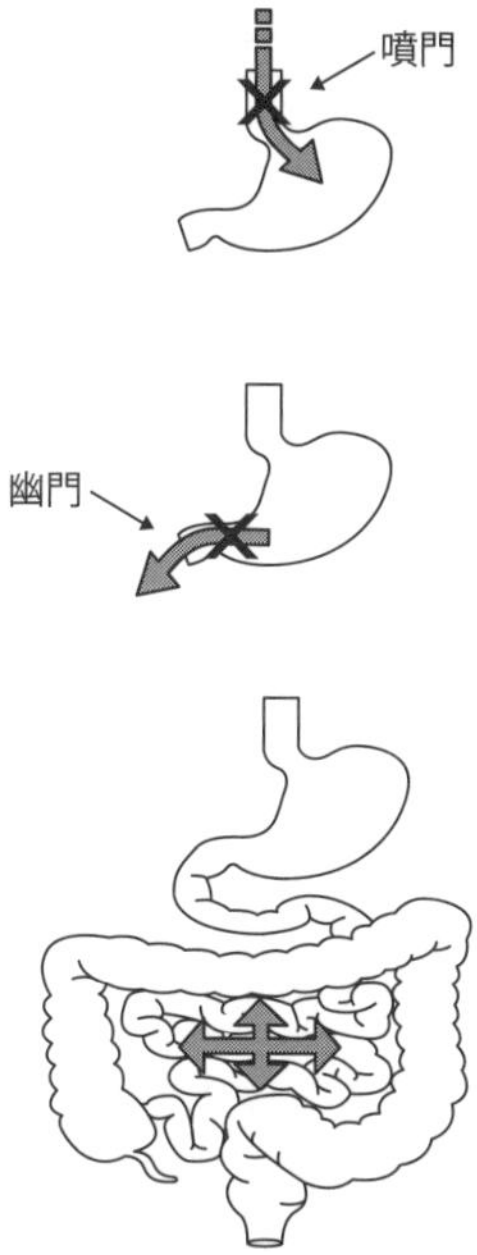

胃平滑筋と括約筋の狭窄と弛緩によって、薬剤や内容物が胃内に停滞した結果、腸管吸収が遅れ膨満して嘔吐が出現する（緊張型頭痛では消化器の症状は出現しない）。

このようなタイプの頭痛では、注射剤が一番効きます。内服薬を飲んでも吐いてしまいますし、セロトニンが過剰分泌されると、胃の出口がしまって、薬がなかなか先に進みません。薬が胃には入っても、そこで停滞してしまい、ときには吐いてしまいます。

K子さんもそれまでは、いきなりやってくる発作が怖くて、1人で外出をするのも怖かったそうですが、注射剤で頭痛がコントロールできるようになってからは、痛みにおびえることなく、お芝居やコンサートなどに積極的に出かけています。

また、このようにいつ来るかわからないのがセロトニン性頭痛のやっかいなところですが、頭痛日記をつけていると、ある種の食べ物を摂取した後、低気圧のとき、ストレス、睡眠不足、眠りすぎ、炎天下、人ごみ、運動、におい、アルコールなど、自分の頭痛のパターンがある程度、わかってきます。また、このタイプの頭痛には予防薬が有効であり、これを服用することで、発作の回数を抑えることができます。

セロトニン性頭痛が起こる前触れ

セロトニン性頭痛の前触れで、最も典型的なのは閃輝暗点《せんきあんてん》です。視野にギザギザした稲妻のような閃輝があらわれ、これが徐々に拡大していきます。閃輝は光や点のこともあれば、線状にあらわれることもあります。患者さんの中には、

「不思議の国のアリスのように、人の顔や首が長くゆがんで見える」

という人もいました。

閃輝暗点があると、脳に異常があるのではないかとみなさん心配されますが、どれも血管の異常収縮によって起こる現象です。頭痛前後の耳鳴りやめまいの多くも血管の収縮であることが明らかであり、人間の体の不思議さをあらわしているともいえるでしょう。

閃輝暗点の時間は数分から数十分で、たいていは頭痛と同時に消失しますが、中には発作が起こっている間中、閃輝暗点があらわれるという人もいます。

脳の異常ではない、といっても、しばしば閃輝暗点が起こるというのは危険です。タクシーやバスの運転手をしているという男性の患者さんは、ときどき起こるこの閃輝暗点の症状で、非常に困っていました。

閃輝暗点があらわれると、運転ができなくなり、車を停車させます。お客さんに理由を話すのですが、中には激怒する人もいるといいます。どなり声を聞いていると、やがて起こってくる頭痛の痛みが激しくなって、意識が遠のき、事故を起こしたこともあるそうで

す。

「仕事をやめるべきか」

と悩んでいました。

実は片頭痛発作中には光や音、皮膚の刺激などに敏感になりやすい人がいます。大人だけでなく、子どもにも片頭痛は多いことが知られていますが、このことを知らずに、子どもが、「頭が痛い」といっているときに、母親が仮病扱いをして、「学校に行きなさい」などと、大声で怒鳴ったりするのは逆効果です。

ともあれ、この運転手さんには、片頭痛の予防薬と発作時の注射剤を処方しました。薬を服用してからは発作の回数が減り、閃輝暗点もほとんどなくなったと、本当に喜ばれました。このケースの方のように、運転中に前兆がある片頭痛は事故などにつながりかねないので、早目に専門医を受診すべきです。

手や顔がしびれるアロディニア

セロトニン性の片頭痛の方は、発作の前やあるいは発作が起こっている最中に、顔の表面がピリピリして、髪をとかしたり、メガネをかけたりするのがつらい、という症状を訴えることがあります。また、手や足がしびれたり、脱力で動かなくなったりという症状があらわれることもあります。

これは医学用語で「アロディニア」という症状で、片頭痛の原因である血管の収縮によってもたらされる症状であり、血管に激しい炎症が起こっている状態といっていいでしょう。アロディニアで最も多いのは皮膚感覚の異常で、普段なら何でもないような刺激を痛みと感じる過敏状態になります。

また、アロディニアが合併している場合は、片頭痛の治療が難しくなります。症状が出る初期のうちに、トリプタン製剤を使うと、アロディニアのない片頭痛は93%も効くのに対して、アロディニアの起こった状態では25%と効きが悪いことがわかっています。

また、ここで薬が効かない場合、血管の炎症がなかなかおさまらないので、寝込むような頭痛が2、3日も続いてしまうことになりがちです。

ですから、アロディニアがある場合は、まず、しっかり片頭痛の予防治療を行うことが大事です。また、片頭痛の予兆があったら、すみやかにトリプタンを使うテクニックを頭痛外来で学びます。これによって、発作を上手にコントロールできるようになるでしょう。

肩こりは片頭痛の予兆

閃輝暗点など片頭痛の前兆は一部の人にしかみられませんが、前兆の少し前の段階に起こる「予兆」は多くの患者さんにみられます。

予兆の主なものには「肩こり」「生あくび」「空腹感」がありますが、このうち最も多いのが肩こりで、患者さんの75％にみられます。これを聞いて、「なるほど」と驚く方が多いのではないでしょうか？　痛み方としては、首から後頭部にかけてグーッと上がって来るような感じが多いようです。

「肩こりから始まるひどい頭痛」

としばしば、いわれます。

また、肩こりの際、先にあげた生あくびや空腹感をともなうことも特徴的といえるでしょう。

ところが、肩こりは緊張型頭痛に特徴的だと思っている人が一般の方はもちろん、医師にも多いため、片頭痛であるにもかかわらず、適切な治療を受けていない方が少なくありません。

アメリカの統計では、肩こりや首の痛みをともなう片頭痛患者の82％は過去に緊張型頭痛と診断（誤診）されたことがあるという結果が出ています。

なお、緊張型頭痛の肩こりは軽く、慢性的にあるので、気にならないことが多いものです。つまり、肩こりをともなうつらい頭痛であれば、まずは片頭痛をうたがいましょう。

もちろん、緊張型頭痛を放置しておくこともおすすめできません。

緊張型頭痛が悪化すると、片頭痛に移行します。当院にはこうした患者さんが激増しているのです。

緊張型頭痛は首や肩の筋肉の凝りが慢性的に存在しますが、首の血流が悪化すると筋肉の血流障害が起こり、血液中の血小板から、片頭痛の引き金となるセロトニンが大量に分泌されます。この結果、片頭痛を引き起こすことになるのです。

よく、こうした患者さんが

「ひどい緊張型頭痛で、発作のときは吐いてしまうのです」

とおっしゃいますが、吐き気の原因はセロトニンであり、すでに片頭痛に移行している証拠です。

一番危険なのは、緊張型頭痛だと思い込む、あるいは、医師にそのような診断を下され、市販の頭痛薬、あるいは、医療機関で処方された消炎鎮痛剤を長い期間、服用し続けることです。結果として、第1章でご紹介した薬物乱用頭痛を引き起こしかねませんので、早目に頭痛外来を受診しましょう。

遺伝性の要因が大きい子どもの片頭痛

前項では片頭痛のお子さんの例がいくつか出てきました。実はあまり知られていませんが、子どもにも頭痛はあり、片頭痛も10人に1人とけっこう頻度が高いのです。

しかし、子どもの頭痛は大人と症状のあらわれかたや頭痛の持続時間が違いますので、周囲もなかなか気づきにくいものです。

例えば5歳になるY実ちゃん。

「おでこ（眉毛の上あたり）が痛い」

というようになりました。頻度は週に1回程度、痛くなるのはわずか10秒です。痛みだすと、「いたたたたっ！」と叫びますが、普段は食欲もあり、とても元気です。

同じく5歳のM冶くん（保育園児）の頭痛は、夕食前によく起こります。頭痛が起こると「頭が痛い」といってそのまま寝てしまいますが、朝起きるといつも通り元気になります。やがて、保育園帰りに発作が起こるようになり、ときどき吐くようになりました。小児科や脳神経外科で診てもらいましたが、ＣＴ検査では「異常なし」。

「甘えから来ている」

といわれましたが、保育園には元気に行きますし、親としては疑問でした。それ以後も頭痛は治らず、心配して当院にやってきました。

また、８歳のＫ君は1年ほど前、頭痛と嘔吐を数回繰り返しました。病院でＣＴ検査を受けましたが異常はなく、「自家中毒（周期性嘔吐症）」という診断でした。お母様も子どもの頃、自家中毒だったことや症状が治まったこともあり、気にしていなかったそうですが、最近になって頭痛が再発。発作の回数は、遊んでいるときや授業中、空腹時、朝などと増えていき、やがて夜中にも起こるようになったということで、心配して来院されました。

子どもの頭痛は何歳から起こるかについては、明確にわかっていませんが、明らかに頭痛が発現するのは、2歳児からと早いのです。私は頭痛外来での経験から、赤ちゃんにも頭痛はあるのではないかと推測しています。

幼稚園生になると、頻度は増え、頭痛を訴えて登園を拒否するようなお子さんも珍しくありません。

子どもの片頭痛は、大人の片頭痛とは少し異なる場合があります。特徴としては頭痛の部位が両側性（前頭・側頭）であったり、頭痛の持続時間が1時間以内と短いことなどがあげられます。このように短い発作時間で、かつ頭痛の発作後はケロッとしているので、サボっていると思われてしまうことが多いのです。

一方で、吐き気や嘔吐、腹痛、めまいなどを同時に訴えることがよくあります。子どもは自律神経が未熟であり、これにともなう自家中毒などを抱えるケースは少なくありません。次の項で詳しく述べますが、こうした体質が引き金となって、セロトニン性の片頭痛が起こると考えられています。

また、鼻炎などのアレルギーがあると、これが誘引となって片頭痛を起こしやすいことがいわれています。また、片頭痛のお子さんは車酔いをしやすいこともよく知られています。ただし、こうした兆候があればすべての子どもが片頭痛になるわけではなく、ベースにあるのはやはり、片頭痛になりやすい体質です。

頭痛は遺伝的要素が大きく、片頭痛のお子さんはご両親も頭痛持ちというケースが多い点も特徴的です。ご両親が片頭痛である場合、子どもが片頭痛になる確率が5割以上にものぼるという報告があります。

一方で、子どもの頭痛はまだ、あまり知られていないので、子どもが頭痛を訴えても、保護者が「いじめか何かストレスがあって、学校を嫌がっているために、頭が痛いといっているのではないか」と思い込んでしまうケースもしばしばあります。

このため、消化器の症状で小児科を受診してしまうこともあります。小児科の先生は頭痛専門医が少ないため、診断を誤ることもあります。

特に女の子の頭痛は思春期になると、エストロゲン性の片頭痛も重なって、本格的な慢性頭痛に移行します。今は子どもにも使える片頭痛の予防薬、頓挫薬があります。また、吐き気や嘔吐に抗セロトニン薬がとても有効です。子どもは成長とともに、部活や受験などさまざまなイベントと向き合っていかなければなりません。

こうしたときに力を発揮できるよう、正しい頭痛治療を受けさせてあげたいものです。

子どもの片頭痛には薬が使えないのでは？　と思われるかもしれませんが、そのようなことはありません。小さいお子さんに使える予防薬があり、子どもに使えるトリプタン製剤もあります。吐き気を抑える制吐剤を併用してうまくいくケースもあります。

片頭痛に移行することが多い子どもの病気

片頭痛に移行することが多い子どもの病気として、自家中毒などに代表される「小児周期性症候群」というものがあります。具体的には次の3つの病型が知られています。

【自家中毒（周期性嘔吐症）】

周期性嘔吐症は、精神的ストレスや風邪などの感染症にともなう食欲不振、睡眠不足などが引き金となり、反復性で強い嘔吐発作を繰り返す疾患です。5歳以上の小児の約2％に発症するといわれており、その多くは、10歳頃までに症状が消失します。

特徴として、①嘔吐や悪心、腹痛、②夜間や早朝などに突然発症する発作性疾患で、発作の間欠期にはまったく正常、③過重なストレスの後に症状があらわれる、④片頭痛の家族歴を持つ子どもが多く、本人も成人後に片頭痛に移行する確立が高い、という4点があげられます。

腸の血管を拡張させ、嘔吐や腹痛を引き起こす因子として、消化管粘膜に高濃度に存在する神経伝達物質セロトニンサージによる自律神経障害の関与が疑われており、成人の片頭痛の原因物質と共通です。

【子どもの頭痛の変化と症状】

学年（年齢）	主な症状	治療
就学前	夜泣き 下痢・腹痛 自家中毒	アセトアミノフェン イブプロフェン 制吐剤 塩酸シプロヘプタン
小学生 低学年	車酔い	
小学生 高学年	起立性低血圧 めまい	トリプタン製剤 バルプロ酸
初潮 このあたりから純粋な片頭痛へ？	不登校	
中学生	自律神経失調症	
高校生		

【腹部片頭痛】

日常的な活動を妨げるほどの重度の痛みで、腹痛とともに食欲不振、悪心、嘔吐、顔面蒼白などをともなう片頭痛です。セロトニンが大量に分泌されることによって起こるセロトニン性頭痛のひとつですが、子どもの場合、おへそ周りの腹痛が中心で、頭痛の症状があまり目立たないこともあります。

【小児良性発作性めまい】

前ぶれなく生じる回転性のめまい発作が特徴です。ぐるぐると回転している感覚に襲われますが、発作は数分から数時間で自然に治ります。めまいと同時に片側に拍動性の頭痛（ズキンズキンという痛み）がともなうことがあり、痛みは頭の位置をかえるとさらに強くなります。これは、耳鼻科ではあまり知られていない病態です。

このような症状で、しばしば学校を休んだり、保健室で休むようなことがみられるようであれば、一度、小児頭痛専門医を受診するといいでしょう。

これらの症状は片頭痛のリスクとなるだけでなく、子どもの学校生活などに大いに影響します。保護者が早めに気付いて対処してあげることが大切です。こうした症状をきっかけに、実際に不登校になってしまう場合もあるからです。

脳梗塞と片頭痛の関連性

「頭痛があると将来、脳の病気になりやすいと聞きました」

患者さんから最近、このような質問をされることがよくあります。

実は数年前に海外から、閃輝暗点など、前兆の起こる片頭痛の患者さんでは脳梗塞を発症するリスクが高くなる、という研究報告が出ました。日本でも厚生労働省が調査を行い、片頭痛患者さんの脳梗塞が、一般の人に比べ若年で起こる（39歳までに起こる人も10％以上いる）というデータを出しました。

このことから、頭痛をお持ちの患者さんはかなり、不安になられたようです。しかし、結論からいいますと、最近はこの報告に否定的なデータも登場しており、明らかにはなっていません。専門家の間でも議論されているところです。

脳梗塞発症が高くなるという大きな理由のひとつに、片頭痛で起こる血管の収縮と拡張が考えられています。血管への炎症を繰り返すと、血管の損傷が起こりやすくなるためではないかといわれています。

確かに、私の患者さんでも、前兆のある片頭痛の方で、脳梗塞や脳内の損傷である深部白質病変（いわゆる「かくれ脳梗塞」）をＭＲＩで認めることが多くなっています。しかし、この脳の変調が先に起こっているのか、頭痛が先なのかということはわかりません。

例え関連性があるとしても、片頭痛をきちんと治し、発作回数を減らせば、リスクはぐんと低くなるわけです。また、脳梗塞に対しても治療薬がありますので、必要以上に深刻になられる必要はありません。

ある時期に集中して起こる群発頭痛

会社員の男性、Ｕさん（30代）は25歳から2年に1回の割合で、我慢できない頭痛に悩まされています。片方の目の奥が激しく痛むのが特徴で、決まって明け方に発作で目が覚めます。痛みのためにじっとしていられなくなり、片方の眼、眼の上、こめかみのあたりを押さえながら、発作がおさまるまで、ウロウロと歩き回ります。市販の頭痛薬は、一度、痛みが起こるとほとんど効きません。睡眠不足のため、頭痛の期間は仕事にも集中できません。

「いい薬はありませんか」

と疲れ切った様子で、受診されました。

Uさんの頭痛は群発頭痛というタイプです。この頭痛は群発地震のように、ある一定の時期に集中して起こる頭痛です。人によって発作の起きる時期（群発期）がほぼ決まっています。春先や秋口などの季節の変わり目に集中し、約1～2ヵ月間、主に就寝後や明け方に、毎日のように目の奥をえぐられるような頭痛に襲われます。

その痛みは「のたうち回って柱に頭をぶつけたくなる」と表現されることもあります。また、鼻水や鼻づまり、涙や目の充血、まぶたの腫れなどの症状をともないます。突然、襲ってくる激しい痛みに対しての恐怖心が大きく悩みは深刻です。片頭痛とは逆に圧倒的に男性に多く（最近は女性にも増えている）、30～40代と若い年齢にピークがあります。

群発頭痛の原因は目のすぐ後ろを走る「内頚動脈」という太い血管に炎症が起きることといわれています。なぜ炎症が起こるのかという理由はまだよくわかっていませんが、体内時計の関与が指摘されています。

体内時計とは脳の視床下部というところにあり、睡眠や覚醒、発汗など自律神経の調整を行っています。なんらかの原因でこの体内時計に乱れが生じて、内頚動脈の周囲にある三叉神経が炎症物質を放出し、その結果、内頸動脈が拡張して、炎症を起こすと考えられているのです。

このような背景から、群発頭痛はしばしば三叉神経痛と間違えられやすいのですが、三叉神経痛は顔面に激しい痛みが起こるものの、痛みの時間は数十秒くらいと短く、目の充血や涙などの症状はあらわれません。

群発頭痛の治療では酸素吸入や、イミグラン皮下注射がよく使われますが、重症の群発頭痛の場合、効果が得られないことがあります。このような場合は予防治療が必要です。専門の治療を必要とする重症の頭痛といえるでしょう。

なお、群発頭痛の誘発因子としては飲酒、光、ニトログリセリン、ヒスタミンなどがあります。特に飲酒は激しい痛みを喚起するので、注意が必要です。

片頭痛と見分けが難しい緊張型頭痛

緊張型頭痛は一次性頭痛の中で最も多く、生涯に30〜78%の人に起こると報告されています。それだけ、ありふれた頭痛といえるでしょう。

一方で、緊張型頭痛と片頭痛は見分けが難しい頭痛です。それは「肩こり」という共通点があり、また、緊張型頭痛から片頭痛に移行する例も多いからです。

私自身は、頭痛外来を受診される患者さんを見ていて、純粋な緊張型頭痛の人は少ないと思います。この点を理解いただくために、典型的な患者さんの例から、経過をたどっていきましょう。

Oさん（男性、30代）はＩＴ企業に勤務するシステムエンジニア。毎日、残業続きで多忙な生活を送っています。Oさんは4、5年前から後ろ頭を「ハチマキ状」に締め付けられる頭痛に悩まされるようになりました。仕事中は毎日のように起こりますが、休日にテニスをすると治ります。このため、毎週月曜日は仕事に行くのが憂うつです。

Oさんのように、後頭部から首筋が強く締め付けられるように痛むのが緊張型頭痛の特徴です。痛みはしばしば、「孫悟空の金輪」にたとえられます。

日常生活に著しく支障が出るほど激しい痛みではありませんが、いつとはなしに始まり、だらだらと続きます。片頭痛のように身体を動かすことで痛みが増すことはなく、吐き気や嘔吐、光や音、においに過敏になるなど、随伴症状をともなわないものです。

しかし、人によっては1年以上も続くという頭痛です。

緊張型頭痛の原因は後頭部や側頭部、首から背中にかけての筋肉の緊張によって起こります。筋肉が緊張すると血流が悪くなり、筋肉の中に乳酸などの疲労物質がたまります。これが神経を刺激して頭全体が締め付けられるように痛むのです。

また、パソコンなどで長時間、同じ姿勢を続けることや、心配や不安などの精神的なストレスが原因になりやすく、一度、頭痛が起こるとその痛みによって、筋肉の緊張や凝りが増幅され、痛みをさらに増してしまいます。

頭痛外来でないと原因不明とされる頭痛

第3章

片頭痛と間違われやすい頭痛

一次性頭痛は画像では異常をはっきりとらえられないため、症状をよく聞きとることが大事です。

それだけに、専門医でないと鑑別が難しいことも多く、片頭痛が緊張型頭痛と間違われることがしばしばあることはすでに説明してきた通りです。

また、慢性的に続く頭痛の中には、ほかにもさまざまなものがあります。例えば、帯状疱疹によって起こる頭痛は、最近、激増している頭痛ですが、片頭痛と症状が一見似ているため、誤診されることが非常に多く、病気を進行させてしまっているケースがあることが問題となっています。

そこで、この章では、片頭痛など一般の頭痛と間違われやすい、いろいろなタイプの頭痛について、患者さんの具体的なケースを紹介しながら、その実態と治療法をご紹介していきたいと思います。

頭痛、めまい、疲労が慢性的に続く頚性神経筋症候群

会社員のMさん（50代）は、1年ほど前から慢性的な頭痛と耳鳴りに悩まされるようになりました。疲労感が強く、微熱が出ることもあります。悪い病気ではないかと近くの内科を受診しましたが、そこでは風邪と診断されましたが、よくなりません。別の病院で漢方薬を処方してもらうなど、さまざまな医療機関で治療を受けましたが、改善せず、当院を受診されました。

問診とともに頚部の筋肉を触診したところ、頚性神経筋症候群《けいせいしんけいきんしょうこうぐん》という病気に特徴的な、「首のこり」と「圧痛点」が認められました。MRIや平衡機能、瞳孔検査などを行ったところ、頚性神経筋症候群であることが間違いないとわかりました。

「これまでどこの病院でも、納得のいく診断をしてもらえませんでした。病名がわかって不安がなくなりました」

と患者さんは言います。

筋肉をやわらかくする薬に低周波治療を組み合わせたところ、1カ月もたたないうちにすっきりとよくなり、非常に喜ばれました。耳鳴りは少し残っているものの、気になるほ

どではありません。現在は悪化したときだけ、湿布の塗布などでコントロールしています。

頚性神経筋症候群は東京脳神経センター理事長・脳神経外科医の松井孝嘉先生が、一向に治らない多彩な症状の患者の首後方にある筋肉に共通の異常を発見したことで命名されたものです。

首のつけ根周辺の筋肉が緊張することにより引き起こされる、種々の自律神経障害や頭痛の症状です。「首こり」と簡略化されることもありますが、首のこりよりも、むしろ、全身の症状のほうがつらいために、ドクターショッピングを繰り返す患者さんも多いようです。

また、実際に全身の病気をあわせもっていることが多く、慢性疲労症候群、むち打ち症、めまい、緊張型頭痛、うつ状態、パニック症候群、ストレス症候群、自律神経失調症、更年期障害と診断された患者さんのうち、60％が頚性神経筋症候群を持っているといわれます。このほか、脊椎の側弯症を含む変形性頚椎症、頚椎椎間板ヘルニア、脊柱管狭窄症など整形外科の病気が見つかることも少なくありません。

頚性神経筋症候群の治療をきちんと実施すると、頭痛、めまいなど多くの症状が劇的に改善することが知られています。

鍼灸治療や整形外科的なリハビリテーションも効果があることがわかっていますので、疑わしい場合は、この病気に詳しい医師に診てもらうことをおすすめします。

副鼻腔炎が原因の頭痛

ＯＬのＵさん（25歳）は1週間ほど前の早朝、突然の頭痛を発症しました。今まで頭痛とは無縁の生活だったので、非常に驚きました。少し前に風邪を引き、微熱も続いていました。咳やクシャミをすると右側の小鼻あたりからこめかみに響いて痛かったり、物を拾うとしてかがんだりするときなど激痛が起こります。脳の病気ではないかと心配して来院されました。

診断結果からいいますと、Ｕさんの頭痛は急性副鼻腔炎が原因でした。鼻の構造は息を吸ったり吐いたりする鼻腔と、鼻腔に隣接する副鼻腔からなっています。鼻腔と副鼻腔は自然口という小さな穴で連絡しており、上顎洞《じょうがくどう》（頬の奥）、篩骨洞《しこつどう》（眼の内側）、前頭洞《ぜんとうどう》（眼の上）、蝶形骨洞《ちょうけいこつどう》（篩骨洞の奥）があります。副鼻腔炎はこれらの副鼻腔に急性の炎症が起こり、進行すると細菌が感染して繁殖し、うみがたまります。インフルエンザや花粉

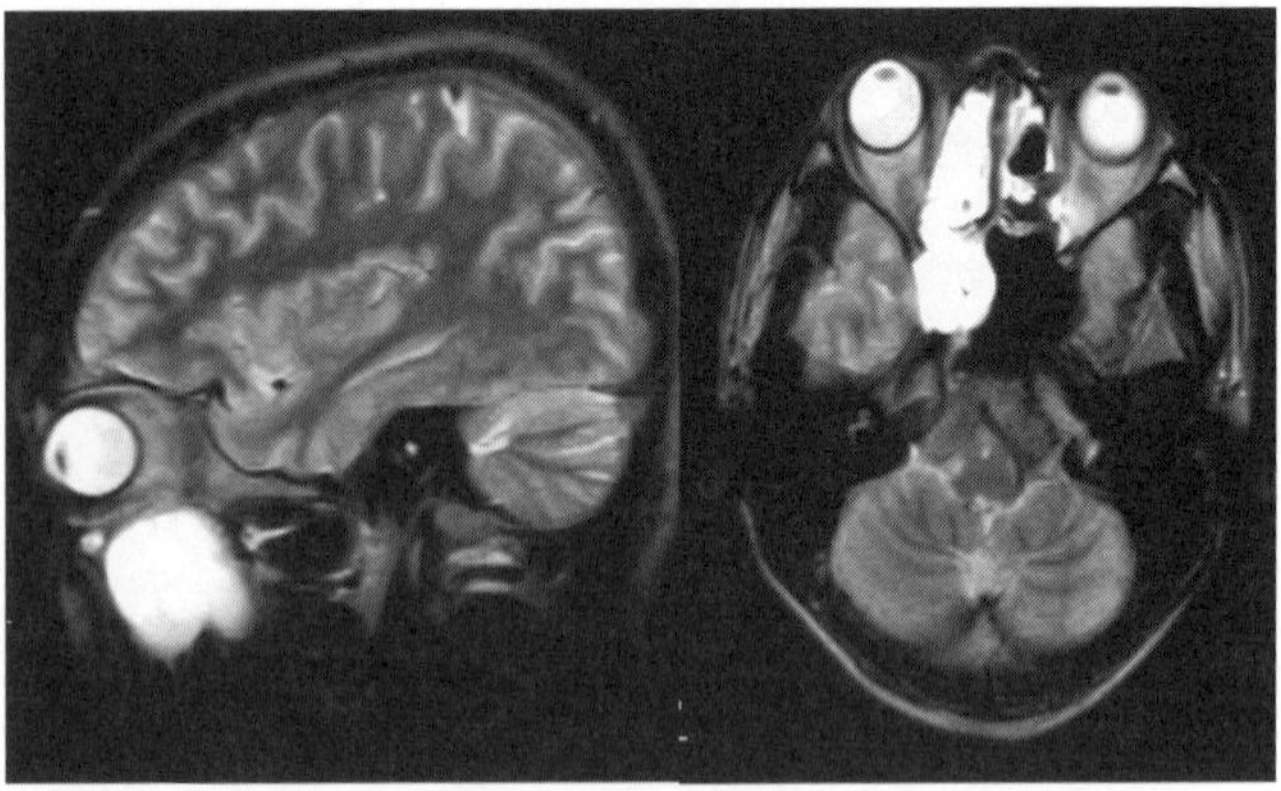

▲片頭痛と紛らわしい急性副鼻腔炎の MRI 画像

症の後に起こりやすいことが明らかです。

鼻の病気は脳に接しているだけに、頭痛のもとになりやすいものです。

副鼻腔炎による頭痛は青天の霹靂の如くあらわれます。目覚めたときに頭痛がし、体を前に傾けるとズキンズキンと激痛になります。飛行機の着陸時に決まって猛烈な頭痛が起こる「飛行機頭痛」になることもあります。頭痛の部位としては前頭部や顔面、目の奥に多く片頭痛と間違われることが非常に多く、三叉神経痛にも似ています。頭痛が中心で、難聴や鼻が詰まるなどの耳や鼻の症状はそれほどひどくない場合も少なくないため、診断が遅れたり、誤診の原因になってしまうのです。

しかし、頭痛の専門医であれば、比較的、

簡単に診断がつきます。

ＭＲＩ検査をすれば、副鼻腔にうみがたまっている様子も一目瞭然です。

耳鳴りをともなう頭痛

耳鳴りは多くの人を苦しめる不快な症状です。その多くは、病院に行っても「原因不明」「年のせい」などと片づけられ、放置されてきました。

この耳鳴りは頭痛が原因で起こっているケースがしばしばあります。耳鳴りは脳の刺激や緊張によって起こっていることが多く、その引き金となっているもののひとつが頭痛です。つまり、頭痛を適切に治療することで、耳鳴りともさよならできる可能性が高いわけです。

こんなケースがあります。

70歳のHさん（男性）は5年ほど前から脈を打つような頭痛、脳が共鳴するような耳鳴りに悩んできました。最初のうちはこめかみから額にかけての締め付けるような痛みで、同時に首の後ろのあたりがドキドキと脈打つようでした。

これが次第にひどくなり、３年ほど前からは、「ジージー」といった左耳の耳鳴りと脳全体が揺らぐような感じの頭痛になってきたといいます。

かかりつけ医に相談しましたが、「耳鳴りに慣れるしかない」といわれ、解決しませんでした。市販の漢方薬を服用してきましたが、改善の兆しが見えず来院されました。

診断の結果、Hさんの症状は、頚性神経筋症候群からきていることがわかり、早速、首の筋肉をやわらげる治療を行いました。その結果、頭痛も耳鳴りもよくなりました。

耳鳴りの原因となる脳の疾患は、頚性神経筋症候群と片頭痛が大半です。前者では頚部の治療をすることで約50％が改善します。後者は、片頭痛に脳の過敏状態が重複しており、予防治療をすることで70％程度が改善しています。

めまいをともなう頭痛

耳鳴りと並んで、めまいをともなう頭痛も患者さんの訴えが多いもののひとつです。

主婦のN子さん（47歳）は月に数回、頭痛に悩まされることがあります。最近は頭痛とともに肩こりとめまいの症状があらわれるようになりました。特にめまいがひどく、夕方に頭痛の発作が起こるときは、体や周囲が揺れるように感じることがあります。脳の病気ではないかと心配して、総合病院を受診。脳のＭＲＩを撮影しましたが異常はなく、困って来院されました。

詳しく問診をしたところ、Ｎ子さんの頭痛は片頭痛でした。肩こりとめまいは片頭痛の前兆症状だったのです。そのことをお話しすると、とても安心されました。片頭痛の予防薬を処方したところ、発作はほとんどなくなりました。３ヵ月後には発作の治療薬であるトリプタン製剤だけで過ごせるようになり、非常に喜んでいました。

このように、発作性のめまいはメニエル病よりも、片頭痛の前兆として出現することもあります。一方、頭痛よりもフラフラ感と動悸、パニック症状が頻発する場合は、頚椎椎間板ヘルニアを伴った頚性神経筋症候群が原因となっていることもあります。

ＯＬのＪ美さん（25歳）がそうでした。症状が出るようになったのは2年ほど前。パソコンを使う仕事に従事するようになってからです。Ｊ美さんはもともと首が弱く、頚部に椎間板ヘルニアがありました。そのことに気づかず、長時間、パソコンの画面に向き合っていたために全身の変調が起こっていたのです。

このようなケースでは、ネックカラーで頚部の固定や理学療法などの専門的な治療が必要ですが、デスクワークの姿勢や30分に1回の小休止を入れるなど、ライフスタイルの改善も必要になってきます。

側頭動脈炎が原因の頭痛

「こめかみが痛くて耐えられません」

若いときから健康で、病院とは無縁の生活をしているというFさん（70歳）が来院されました。痛いという部位を見せていただくと、おでこの横にある側頭動脈が浮き上がっています。一目で、「側頭動脈炎」とわかりました。

これは主に60歳以上の高齢者に発症する頚動脈とその分枝の側頭動脈の炎症を主訴とする原因不明の血管炎です。膠原病の一種で、リウマチ性多発筋痛症の症状が約30％の患者さんに認められ、難治性の病気として厚生労働省の特定疾患（難病）のひとつに指定されています。

治療はステロイドを中心とした内服療法ですが、痛む場所にステロイド薬を塗布するだけで改善することも多いのです。

しかし、この病気についての医師の知識が不足していること、また、髪の毛に隠れて側頭動脈炎を見逃してしまい、片頭痛と誤診されてしまうケースも少なくありません。

進行すると、失明や麻痺が起こる危険もあるので、早期発見が必要です。

性行為が頭痛の原因になる場合

主婦のN代さん（35歳）は、1年ほど前から性行為の後に起こる激しい頭痛に悩まされるようになりました。市販の頭痛薬では効果がなく、発作が起こると横になって我慢しています。夫婦生活が恐怖になり、恥ずかしさから、受診をためらっていましたが、発作があまりにつらいことから、来院されたようです。

これは性行為にともなって起こる頭痛です。

「えっ？　そんなことがきっかけで頭痛になるの？」

と驚く方も多いでしょう。

しかし、医学的にも「良性性交時頭痛」という名称があります。

良性と名がつくくらいですから、命をおびやかすようなものではありませんが、患者さんご本人にとっては深刻な悩みです。
発作は性的興奮時や性交後に起こるのが特徴で、次の３つタイプに分類されています。

【鈍痛型タイプ】

性行為の比較的初期から始まり、興奮が高まるにつれて強くなります。オーガズムのときに最も強くなりますが、次に紹介する激痛型よりは軽度です。後頭部または頭部全体と頚部に締め付けられるような鈍痛が出現します。性行為中の頭頚部の筋肉の不随意な緊張が原因とされ、緊張型頭痛と似たメカニズムで起こると考えられています。

【激痛型タイプ】

オーガズムのときかあるいは直前に、突然、激しい拍動性の頭痛が起こります。一般的には頭の両側の後頭部、前頭部に起こるといわれていますが、頭部全体や眼の奥、側頭部に起こる人もいます。発作は数分から数時間続きますが、ほとんどは1時間以内に治まります。

N代さんの頭痛がこのタイプで、性交時に起こる頭痛の約70％を占めます。繰り返し起こるのが特徴で、片頭痛をもともと持っていたり、家族に片頭痛持ちの人がいたりというケースが多いのです。

詳しい原因は解明されていませんが、性行為で心拍数や血圧が上昇するときにともなって、脳血管の機能的な変化が起こることが関連していると考えられています。群発頭痛に類似しており治療はこれと同等です。

【体位型タイプ】

発作は直立姿勢のときに起こり、寝た状態になると消失する、ということを繰り返すのが特徴で、一度発作が起こると2〜3週間続きます。

このタイプは性交時に起こる頭痛としては、非常に稀で、患者が片頭痛を持っていることが少ないことがわかっています。

髄液検査で髄液圧の低下が見つかることが証明されていることから、低髄圧症候群に似たメカニズムで発症し、具体的には性行為中に硬膜の裂傷が生じ、髄液が漏出して起こるものと考えられています。

この3タイプのほかにも、頸椎や腰椎の椎間板ヘルニアの障害が原因になって起こるケース、バイアグラが引き金になって起こるケースなどがあります。バイアグラは血管を拡張する作用を持ち、これが片頭痛の引き金になることがあるので、片頭痛を持っている人は使用に注意が必要です。

性交時の頭痛には、「オルガズム前に性行為を中断すること」「性行為前にエルゴタミン製剤を予防的に服用すること」「発作時に鎮痛剤坐薬を使うこと」など、さまざまな対処法があります。病型により治療が異なりますので、頭痛専門医を受診してください。

また、頻度は高くありませんが、オルガズム後に意識障害を伴う強度の頭痛が出現した場合は、褐色細胞腫や、くも膜下出血、脳内出血などの可能性もあります。

うつをともなう頭痛

悩み事や心配事があるときに「頭痛の種がある」という表現がしばしば使われるように、精神的なストレスと頭痛が密接に関係していることは経験的に知られています。

ストレスによって落ち込み、この状態が続くと「うつ症状」を引き起こすことがあります。このうつ症状が引き金になって頭痛を発症するケースがあります。特にもともと頭痛持ちである人はこうした症状が起こりやすいのでしょう。

この場合は体を十分に休ませるとともに、気分転換などストレス解消を心がけることが大切です。また、頭痛については、タイプに合った適切な薬を服用するとよくなっていくでしょう。

一方、真のうつである、いわゆる「うつ病」を発症している場合、頭痛の治療だけでは症状は改善しません。うつ病の患者数は２００９年に１００万人を突破し、いわゆる国民病といわれるようになりましたが、初期にあらわれる体の症状として、睡眠障害（約90％）の次に頭重（頭痛、肩こり＝約80％）がみられることがわかっています。

こうしたサインを見逃さず、早期に抗うつ薬によって、適切な治療を受けることが重要です。

なお、薬の服用法として、注意したいのは片頭痛治療薬で、トリプタン製剤の一種であるマクサルト（一般名：リザトリプタン）と抗うつ薬のＳＮＲＩの一種であるトレドミン（ミルナシプラン塩酸塩）の併用です。

稀にですが、一緒に服用すると、セロトニン症候群（脳内のセロトニン濃度が高すぎる事によって引き起こされる症状。頭痛、めまい、嘔吐、昏睡など）が起こることがあります。

患者さんの中にはうつ病と頭痛が別々の病気として、共存しているケースもあります。この場合はそれぞれの治療を別に行う必要がありますが、このような薬の飲み合わせの問題もありますので、頭痛の症状で病院にかかるときは、服用している抗うつ薬について、きちんと医師に伝えるようにしましょう。

帯状疱疹が原因で起こる頭痛

最近、患者さんが急速に増えているものに帯状疱疹《たいじょうほうしん》ウイルスが原因で起こる頭痛があります。帯状疱疹ウイルスとは子どものときになった水痘（水ぼうそう）と同じウイルスです。このウイルスが神経の付け根に残っていて、体調が悪いときなどに活性化されることがあり、これが原因で疼痛や皮膚の症状があらわれるのです。

日によっては片頭痛の患者さんよりも多いこともあります。現代人は免疫力が低下しているといわれますが、このことと関与しているのかもしれません。

実際のケースをあげて説明していきましょう。

30歳のF子さんは2日程前から右の耳介後部の後頭頭頂部の痛みに悩まされています。痛みは一瞬引っ張られるような感じがします。洗髪後に髪の毛をとかしていると、頭頂部がひりひりします。

F子さんにはもともと片頭痛がありますが、そのときの発作は側頭部がズキズキと痛み、少し寝るとよくなります。それが、今回は様子が異なるため、心配して来院されました。痛みの様子を詳しく聞いてみたところ、

「2〜3秒程で治まりますが、1日のうちに頻繁に痛みがあります。1日で痛みが治まらないことは今までありませんでした」

ということでした。

問診の結果、F子さんの頭痛は帯状疱疹ウイルスによるものと考えられました。帯状疱疹ウイルスを排除する抗ウイルス薬を処方したところ、F子さんの頭痛は数日で、解消しました。

帯状疱疹ウイルスといえば、皮膚の症状を思い浮かべる人は多いでしょう。

「赤い湿疹が出て、体の痛みがつらかった」

といった経験を知り合いの方から聞いたことがある人もいると思います。

しかし、帯状疱疹では、皮膚の症状に先だって、まず、疼痛が起こります。F子さんのように頭頂部から後頭部にかけて、片側に起こることが多く、皮疹が出ないことも多いため、皮膚科では見落とされやすい病態です。

帯状疱疹は治療が早いほど軽くすみます。診断が遅れた場合はウイルスの量が激増し、入院治療を余儀なくされることもあります。

運動で発生する労作性頭痛

運動をしたり、動いたりというときに決まって頭痛が起こる場合は「労作性頭痛」の可能性があります。

大学生のYさん（30歳男性）は幼少の頃から息が乱れる程度の運動をするだけで、激しい頭痛に襲われていました。吐き気を感じることもあったといいます。

しかし、当時はみんなが自分と同じように、運動時には頭痛がするものだと思っていたそうで、誰にも話せなかったそうです。

無理をして運動をするとつらいので、体育なども見学が多く、運動部にも入れませんでした。大学の友達に、こうした症状を話したところ、驚かれて初めて自分だけにこの症状が起こっているのだとわかり、ショックを受け、

「なんとか、治せないものか」

と、受診されました。

Yさんを診断したところ、労作性頭痛というタイプの頭痛であることがわかりました。この頭痛はもともと片頭痛など、血管の拡張で起こる頭痛を持っている人に起こります。原因ははっきりわかりませんが、特定の動作が引き金となって頭痛があらわれるのです。

このような場合は解熱鎮痛薬のインドメタシンなどを予防薬として、利用します。運動をする30分〜2時間前に服用しておくと、頭痛を防ぐことができるのです。1ヵ月あたりの回数を決めて服用すれば、薬物乱用頭痛の危険はありません。

Yさんもこの薬を使い、テニスなどを楽しめるようになりました。

赤ちゃんの夜泣きで誘発される夜泣き頭痛

赤ちゃんの夜泣きがお母さんの片頭痛に関連するケースもあります。

当院の頭痛外来に、月経前後の片頭痛が激しい23歳の女性が4年前より受診されています。症状は、月経前後に重症化し、前兆はありませんでしたが、音過敏症がありました。半年間の予防治療で改善し、ほとんど頭痛は出なくなりました。その後、結婚されて一昨年の春に妊娠、昨年1月に女児を出産されましたが、赤ちゃんの夜泣きが激しく、泣き声を耳元で聞くと、お母さんは毎日のように片頭痛が出現するようになりました。子どもの夜泣きで片頭痛が誘発され、寝不足の悪循環におちいり、気が狂いそうだと相談を受けました。

夜泣きする子どもは、将来、頭痛持ちになりやすいことが知られていますので、生後6カ月の赤ちゃんには、夜泣き封じのために子ども用の頭痛予防薬を飲んでもらうことにしました。これがやはり有効で、夜泣きは激減し、応じてお母さんの片頭痛もなくなったのです。確認はできませんが、赤ちゃんは頭が痛くて泣いているのかもしれません。

頭皮が円形状に痛む貨幣状頭痛

「貨幣状頭痛」という名前を初めて聞く方もいるでしょう。名前の通り、頭皮部分が10円玉くらいのコイン状（楕円状もあり、範囲は2～6㎝径）に限定して痛む頭痛です。特に頭頂部に多く発症し、慢性的に続く頭痛に加えて、ときおり刺すような痛みが起こったり、痛みが急激に強くなったりします。

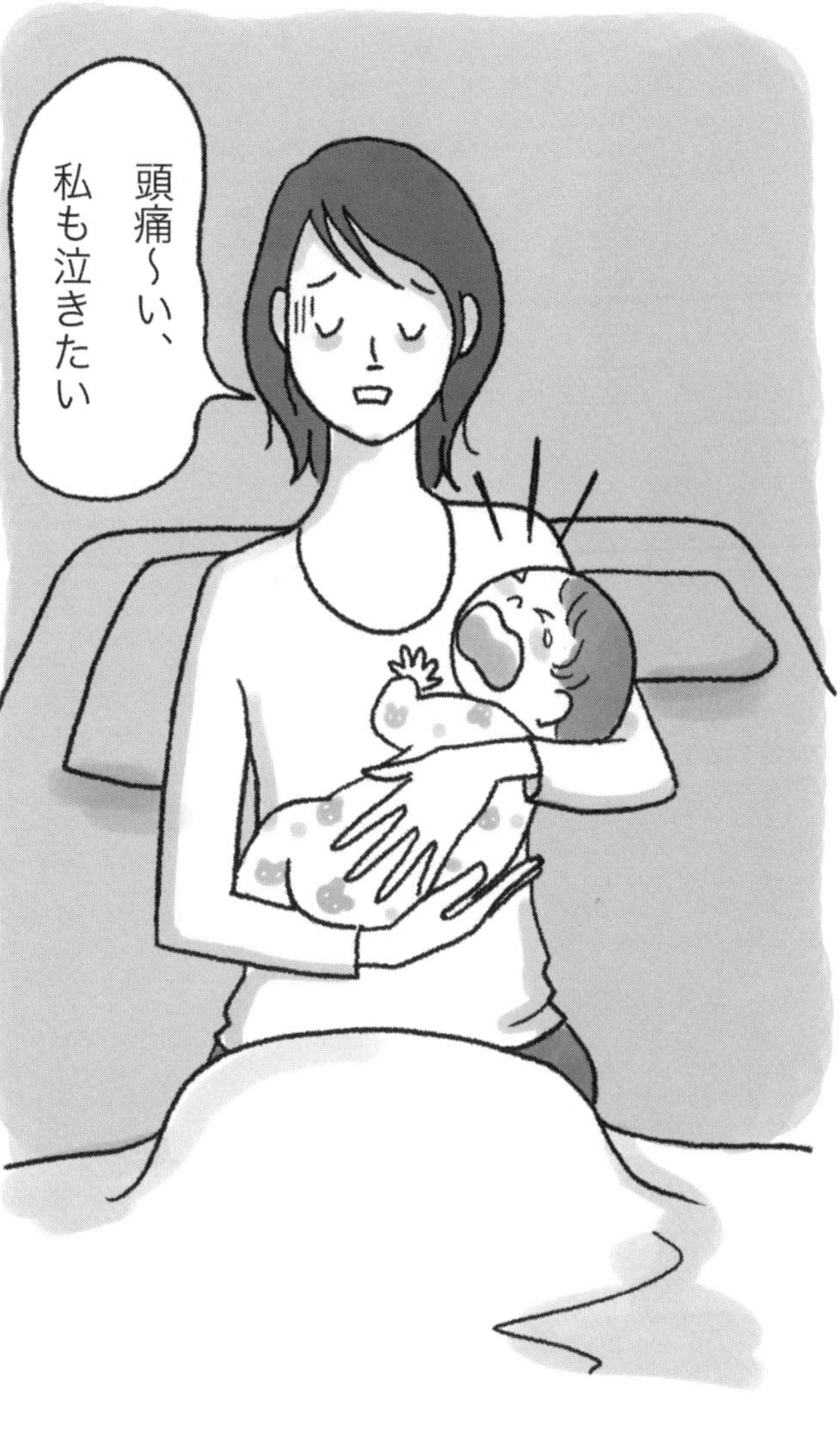
頭痛～い、
私も泣きたい

原因は顔面の感覚を支配する「三叉神経」の抹消部の神経痛といわれており、約4割の患者さんは自然によくなりますが、中には慢性化したり、一度治った痛みが数週間から数ヵ月後に再発することもあります。痛みは激痛のこともあり日常に支障を来します。

貨幣状頭痛を知らない医師も多く、医療機関でも診断できないことも多いようです。また、MRI検査によって、貨幣状頭痛の一部に下垂体腫瘍などの器質的病気が見つかった例も報告されています。

適切な薬物治療で痛みを軽減できることが多いので、頭痛外来を受診してください。貨幣状頭痛があると薬物乱用頭痛を発症しやすいので、悪化させないためにも早目の対策がポイントになります。

専門医が教える、
3ヵ月で頭痛を完治させる
最新治療

第4章

この10年で急速に進化した頭痛治療

頭痛を治すためには、まず、頭痛の原因や引き金をきちんと探ること、そして、きちんと痛みに作用し、かつ、副作用を引き起こさない薬を選ぶことが大切です。その上で、休息をきちんと取り、頭痛の要因となる食べ物を避けるなど、生活療法を実践することで、痛みとは無縁の生活を送ることができます。私のクリニックではこうした方法を採り入れ、かなりこじれた薬物乱用頭痛であっても、3ヵ月の治療期間で、頭痛を治すようなプログラムを作っています。

これは頭痛専門医にとっては決して難しいことではありません。が、こうした頭痛治療が進歩した背景には薬の進歩があります。その代表が10年ほど前に登場した「トリプタン製剤」という片頭痛の薬です。

昔は片頭痛の発作が起こった際、暗い静かな部屋で痛むところを冷やし、痛みが過ぎ去ることを待つしかありませんでした。鎮痛薬の効果も十分ではなく、第1章で詳しくお話しした薬の乱用の問題もすでに起こっていました。片頭痛発作のためにこうむる家庭生活や社会生活の犠牲は莫大なものだったのです。

しかし、トリプタン製剤によって発作がすみやかに抑えられるようになり、頭痛治療は大きく変わりました。あきらめていた痛みがとれるようになり、患者さんの人生も大きく変わっています。

そこで、この章では頭痛の最新治療について、より詳しくお話ししていきたいと思います。

トリプタン製剤にはさまざまな形状がある

頭痛といえば、なんといってもつらいのが発作です。特に片頭痛や薬物乱用頭痛の患者さんでは、繰り返し発作が起こり、痛みの恐怖で精神的に不安を抱える人が少なくありません。このような発作をすみやかに抑えてくれるのがトリプタン製剤です。

トリプタン製剤が登場する以前、発作を抑える薬として、専門医が使っていたのは主に「エルゴタミン」という薬でした。

片頭痛はエストロゲンやセロトニンなどホルモンの影響によって、主に三叉神経の血管が「収縮→拡張」というプロセスをたどる過程で起こります。エルゴタミン製剤は広がりかけた血管を収縮させて、起こり始めの片頭痛を抑える薬です。

ところがこの薬は、痛み始めてからの服用ではほとんど効果がなく、また、脳以外の全身の血管にも同じように作用するという欠点がありました。このため、長期間使っていると血行が損なわれて冷え症になったり、手足が冷たくなる「レイノー現象」を起こすことがあります。特に高齢者の場合には動脈硬化を促進して、狭心症や心筋梗塞のリスクを高める心配があり、60歳以上の患者さんには積極的にすすめることができませんでした。

また、片頭痛の随伴症状である吐き気を増幅させる副作用もあり、服用に際して、吐き気止めの薬の併用が必要になることもあります。

これに対してトリプタン製剤はエルゴタミン製剤と同じく、血管の広がりを抑える作用を持ちながらも、脳以外の血管への作用は少なく、吐き気を抑える作用も強いので、患者さんにとっても非常にメリットが大きいため、現在、治療の第一選択となっています。

日本頭痛学会のガイドラインでは、科学的根拠（エビデンス）に基づき、治療法や薬について、その評価を「グレードA（行うよう強く勧められる）」「グレードB（行うよう勧められる）」「グレードC（行うよう勧めるだけの根拠が明確でない）」「グレードD（行わないよう勧められる)」の4段階にわけていますが、トリプタン製剤はこのうち、グレードAに相当する薬です。

そして、このトリプタン製剤には経口薬、水なしでも飲める口腔内崩壊錠、注射薬、点鼻薬とさまざまな形状があります。大事なのはこれらのうち、患者さんの痛みの程度や発作時にあらわれるその他の症状などに合わせ、最も適切なものを選んであげることです。

それでは、ぞれぞれの薬について、特徴と使い方を紹介していきましょう。

【経口薬、口腔内崩壊錠】

ゾルミトリプタン(商品名:ゾーミッグ)、スマトリプタン(イミグラン)、エレトリプタン(レルパックス)、リザトリプタン(マクサルト)、ナラトリプタン(アマージ)があります。このうち、ゾルミトリプタンとリザトリプタンには口腔内崩壊錠があります。口腔内崩壊錠は水なしで服用できるのがなによりも大きなメリットであり、口から服用する薬ではこちらが主流です。経口薬よりも吸収率が高く、30分程度で効果が得られます。

トリプタン製剤はこのように、複数のメーカーから出ています。薬の効果の差は大きくありませんが、一方で、薬理学的にはそれぞれの特性に違いがあり、効き目も患者さんによって差があります。このため、最初に処方した薬で十分な効果が得られない場合は、同じトリプタン製剤の中で、別の薬に変えていくとうまくいくことがあります。

【注射】

注射のメリットは何といっても効き目の早さでしょう。

実は日本で最初に発売されたトリプタン製剤が、２０００年に注射薬として登場したスマトリプタン（イミグラン）でした。

注射を打って約10分で痛みが消えることから、それまでにない画期的な頭痛の治療薬として、注目されたのです。一方で、注射薬であることから、患者さんは発作時に病院に行って注射をしてもらわなくてはならない、という不便さもありました。

しかし、重症の片頭痛の患者さんや群発頭痛の患者さんの中には、注射剤だけしか有効ではないという人も多く、注射をしてもらうために、病院に救急搬送されるケースも少なくありませんでした。

一方、欧米では、すでに有用性が証明されている在宅自己注射用製剤が広く使用されており、日本頭痛学会などがこの在宅注射の早期承認を要望してきました。

これが２００７年に承認され、在宅自己注射用キット製剤（商品名：イミグランキット皮下注３㎎）として使えることになりました。意外に知られていないのですが、注射剤にも保険が使えます。

トリプタン製剤の注射では、この自己注射が普及しつつあります。

自己注射とは名前の通り、自分で行う注射です。

糖尿病の治療に使われるインスリン自己注射と似た注射ですが、それまで打った経験のない人がほとんどですので、最初は抵抗感を示す患者さんも少なくありません。

第一章でご説明したように、この注射薬はシリンジ内に1回分の薬液があらかじめ充填されている注射で、軽い力で押すだけで接種でき、痛みはほとんど起こりません。

また、薬の副作用を心配する人もいますが、自己注射に含まれる薬剤の容量は1回あたり3㎎。同じメーカーの錠剤は容量50㎎。点鼻薬は20㎎で、容量が最も少なく安全です。

内服薬はたくさん服用しても、腸管から吸収されるのはごくわずかです。つまり、注射剤は体に負担をかけない最少量で、最大限の効果を得ようという治療法です。

自己注射は一般的に、経口薬や点鼻薬が効かなかった場合に使う、いい方を変えれば、重症の患者さん以外には使われない特別な治療という風に思われがちです。実際、医師も経口薬から始めて、段階的に使うケースが多いようです。

しかし、私は薬物乱用頭痛の方にはもちろん、片頭痛で中等症の患者さんに対しても、初めから注射剤を使うことが度々あります。というのも、セロトニン性の片頭痛で発作時に吐き気をともなうような人では、まず、経口薬は効きません。気分が悪い中で、薬が効くのを待っている間は、非常につらいもので、これで効かなければ、わざわざ頭痛外来を受診した意味がないとさえ思ってしまうことでしょう。

患者さんが頭痛で医療機関を受診するということは、相当の苦痛で日常生活に困っているからです。その苦痛をまずはできるだけ早く取り除いてあげるために、最適な治療法のひとつとして、トリプタン注射の役割は大きいと考えています。

【点鼻薬】

スマトリプタン（イミグラン）には鼻に噴霧する点鼻薬もあります。効果は注射剤と内服薬の中間と考えていいでしょう。吐き気をともなう頭痛で、内服薬が服用できない場合などに向く薬です。

鼻粘膜は薬を吸収しやすいため（約15％）この作用を利用してこうした薬が開発されています。経口薬に比べて大きな効果が期待できます。また、即効性もあり、噴霧してから15分程度で効果があらわれます。

使い方ですが、成人の場合は頭痛の発作時に1回1噴霧（スマトリプタンとして20㎎）

を右か左、いずれか方側の鼻腔内に噴霧します。鼻水や鼻づまりがある場合は使用する前に鼻をかむことが大切です。

噴霧器には1回の噴霧分しか入っていませんので、使用前に噴霧テストなどはせず、一気に噴霧する必要があります。水なしで即効性がありますので小児にもおすすめです。

痛みが悪化する前に服用するのがコツ

トリプタン製剤には使い方に少々、コツが必要です。片頭痛は予兆（前触れ）、前兆から発作が起こり、いったん、発作が始まると痛みが徐々に悪化します。トリプタン製剤は発作が起こり始めてから遅くとも30分以内に服用することが大事です。具体的には前兆が始まったら用意するといいでしょう。

キラキラした光が出るなどの閃輝暗点《せんきあんてん》や、頭皮や肌の違和感が起こるアロディニアの症状が出たときがひとつの目安で、このようなタイミングで使用すれば、90％の人に効果が得られます。

一方、30分以降に使用すると50％以下になり、有効率が大きく下がります。

発作がひとたび起こると、脳神経が過敏になってしまうので、薬の効果を得られにくくなってしまうのです。

ところが、うまく薬を使えていない患者さんというのは意外に多いようで、服薬の時期を調べた調査では患者さんの57％が「なるべく我慢して使用している」と回答しています。

これには、医師や薬剤師の服薬指導が十分でないことのほか、トリプタン製剤の値段が他の薬と比較し、高いという問題もあるかもしれません。

患者さんから聞いた話ですが、医師の中には、トリプタン製剤を1錠だけ処方して、「どうしても我慢できない時に服用しなさい」と、間違って指導するようなケースもあるそうです。

トリプタン製剤は子どもにも使えるのか？

子どもの片頭痛の第一選択薬は、解熱鎮痛薬のアセトアミノフェノン（カロナール）やイブプロフェン（ブルフェン）が推奨されています。トリプタン製剤が第一選択薬となっていないのは、もともとこの薬が成人向けに開発されたものであって、小児に対する研究

【トリプタン製剤の最適な服用タイミング】

誘因	予兆期	前兆期	頭痛期 軽度　中等度　重度	寛解期	回復期
月経	過食	視覚	食欲減退	過眠	食欲低下
ストレス	あくび	感覚	悪心		疲労感
睡眠不足、	疲労感	言語	嘔吐		
過多	集中困難		光		
人ごみ	抑うつ感		音		
炎天	頚部や肩のこり		嗅覚過敏		
運動	感覚過敏		動作で憎悪		
食べ物					
飲酒					
臭い					

【服用時期による有効性比較】

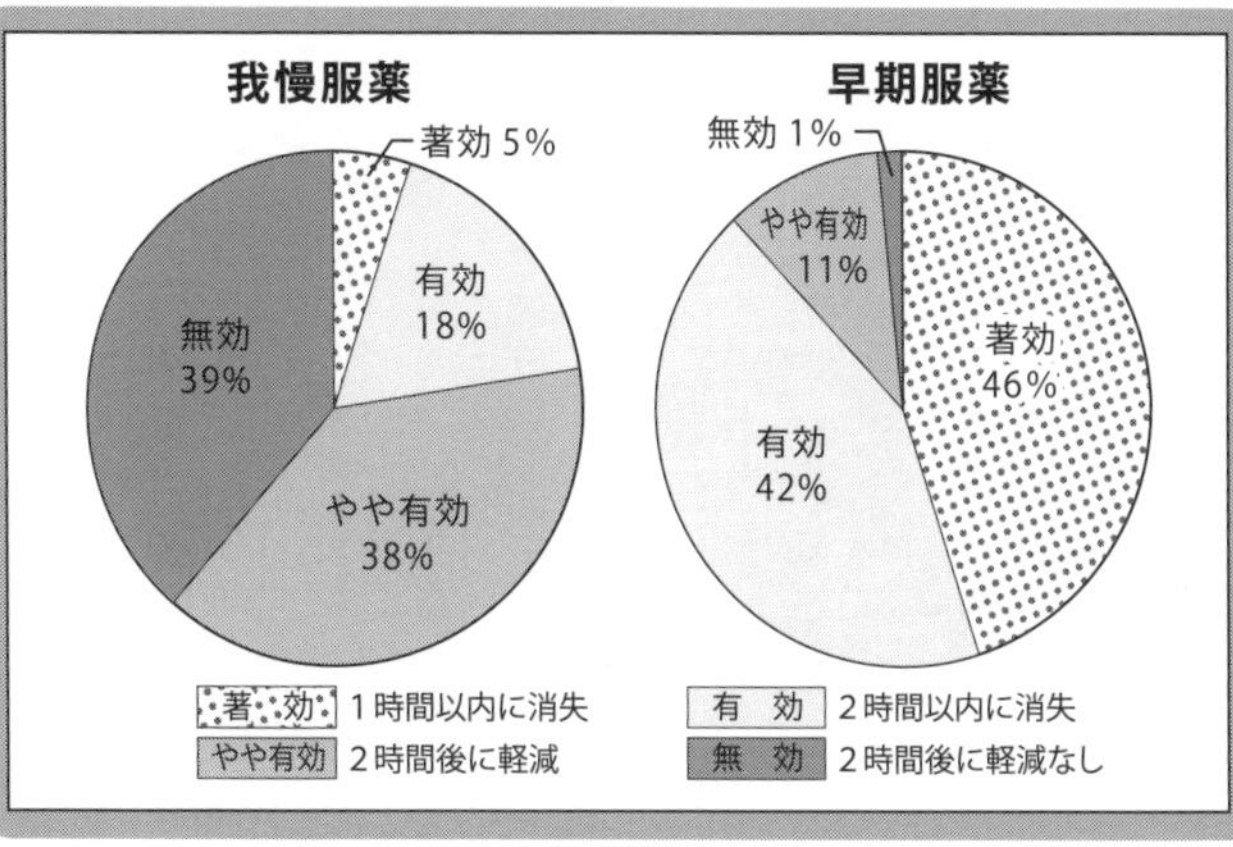

が十分ではないという理由によります。

一方で、専門の医師がきちんと適応を見極めて処方するのであれば、問題はありません。実際、子どもでも重症の片頭痛患者さんはいますし、すでに市販の頭痛薬で薬物乱用の兆候がある患者さんもいます。

トリプタン製剤は体重40kg以上、12歳以上の小児では成人と同量の投与が可能です。体重25～40kgの場合、成人の半量投与が使用可能とされています。また、25kg未満の場合も錠剤を粉砕するなどしての処方が可能ですので、私は必要に応じて処方しています。

予防治療で薬物乱用をセーブ

頭痛の発作治療と並んで頭痛治療のもうひとつの柱となるのが予防治療です。

頭痛の頻度が高く、発作が起こったときの治療だけでは対処できない場合は予防薬を考えることが望ましいといわれています。

具体的には、①月に2回以上の発作がある、②トリプタン製剤の服用が月に6回を超える（月に10回以上連用すると、薬物乱用頭痛を引き起こす可能性があるため）、③頭痛の前兆が頻発する、④トリプタン製剤は薬の値段が高く、予防薬を処方した方が安価になる、⑤薬物乱用が見られる、などの場合は、予防薬を使った方がよいといわれています。

薬物乱用頭痛の場合はこれらの条件を満たしますので、ほとんどの場合、初回から、発作時の薬に加え、予防薬を処方することになります。

予防治療には次のようなメリットがあります。

○頭痛の発作の頻度、重症度、頭痛の持続時間を減らすことができる
○急性期治療（発作時の治療）の効果をよくする
○生活への支障を軽減させることにより、生活機能が向上する

また、具体的には次のような薬があります。

【バルプロ酸ナトリウム（商品名：デパケン）】

バルプロ酸ナトリウムはもともとてんかんの薬でしたが、神経細胞の興奮性を抑制する作用があることから、片頭痛や難治性頭痛についてもその効果が期待されており、2010年、片頭痛に対して保険適用が認められました。現在、片頭痛はもちろん、薬物乱用頭痛の予防治療にも広く使われています。

月に2回以上の頭痛発作がある片頭痛の患者さんにバルプロ酸ナトリウム1000㎎を

投与し、8週間後にその効果を調べた研究では、1カ月あたりの平均発作回数が4・4回から3・2回に減ったと報告されています。

また、投与した患者の約70％に効果が得られるという結果も出ており、日本頭痛学会のガイドラインでは、薬としての評価が最も高い「グレードA（行うよう強く勧められる）」にランクされています。実際、発作の回数が劇的に減りますので、私自身、予防薬では第一選択としている薬です。

なお、欧米ではバルプロ酸ナトリウム以外の抗てんかん薬も片頭痛の予防薬として使用されており、同じように薬の有効性は高く評価されています。

この薬のポイントは十分な量を使うということで、効果を得るためには抗てんかん薬としての使用量である、1日あたり800㎎をしっかり服用してもらうことが必要です。

副作用を心配してか、他院で100㎎の処方をされていた患者さんを診たことがありますが、全く効いていませんでした。

このように、効果が得られない場合、薬が合わないのではなく、量を増やせば解決することも多いので、主治医とよく話し合うことが大事です。

【塩酸ロメリジン（テラナス、ミグシス）】

これは高血圧の薬としても知られる「カルシウム拮抗薬」の一種で、片頭痛の予防薬として以前から使われてきました。日本ではさきほどご紹介したバルプロ酸ナトリウムなどと並び、片頭痛の予防薬として保険の適用となっています。有効性については、月に2回以上の発作がある片頭痛の患者さんに1日あたり10㎎を投与すると、8週間後には64%の人に発作の頻度の低下、発作の程度が軽くなる、という結果が得られています。推奨グレードはB（行うよう勧められる）です。

このほかにも抗うつ薬やβ遮断薬、抗ヒスタミン薬などに予防薬として有効な薬があり、患者さんの年齢や健康状態などに合わせて、使い分けをします。

例えば三環型抗うつ薬の塩酸アミトリプチリン（トリプタノール）は、セロトニンの代謝を改善することにより頭痛の発作を予防しますが、特に緊張型頭痛を合併している片頭痛に高い有効性が得られており、推奨グレードA（行うよう強く勧められる）となっています。また、この薬は小児片頭痛の予防薬として、広く使われています。

小児の片頭痛では、塩酸シプロヘプタジン（ペリアクチン）が特に年少の子どもによく使われます。もともとはアレルギーの治療に使われる薬ですが、セロトニン受容体に作用して血管の拡張を抑えるなどの作用があるためです。

予防治療の効果とは？

予防治療の効果は出始めるまでに通常、2週間から1ヵ月ほどかかります。頭痛の頻度や程度が改善したら、1～2ヵ月かけて薬の量を減らしていきます。治療開始から約3ヵ月たったあたりで、いったん、薬を中止します。

予防薬は長期間使っていると予防効果が弱まることがあり、また、薬を中止してもその効果は半年程度続くことがわかっているからです。

この間も頭痛発作が起こったらトリプタン製剤を使って、頭痛を取り除きます。

その後、頭痛の頻度や程度が悪化してきたら、再び、前回、効果のあった予防薬の服用を始めます。いったん落ち着いた頭痛が半年や3年ほどで再発する人もいる一方で、全く発作が起こらなくなる人もいます。

なお、前兆のある片頭痛は、血管の収縮・拡張が激しく起こり、これが脳血管の障害を招く引き金になる危険がありますので、発作をできるだけ減らすことがよく、予防薬をすすめることが多くなります。

いずれにしても、このように、発作時の治療と予防治療を組み合わせることで、薬物乱用頭痛はもちろん、これまで寝込むようなつらい片頭痛の患者さんが、元気に、仕事や家事に復帰することができるようになります。

セロトニン性頭痛には、吐き気止めも効果的

発作治療薬と予防薬に加えて、その他の薬を処方することもあります。よく処方されるのが吐き気止めのドンペリドン（ナウゼリン）です。「胃腸機能調整薬」や「上部消化管運動賦活薬」と呼ばれるもので、頭痛発作時の吐き気を抑える働きがあります。

特にセロトニン性の片頭痛の人は、発作時の吐き気によってつらい思いをしています。これはトリプタン製剤だけでは解消できないことも多いので、吐き気止めが欠かせません。

また、月経に連動して起こるエストロゲン性の片頭痛がベースにある場合はそうでない片頭痛に比べ、トリプタン製剤の効き目があまりよくないことが多いので、この場合はロキソプロフェンナトリウム（ロキソニン）などの解熱鎮痛薬を追加するとうまくいきます。

群発頭痛の治療

群発地震のように、ある期間に集中して頭痛が起こるのが群発頭痛です。片頭痛や緊張型頭痛に比べ、患者数が少ないため、一般にはあまり知られていませんが、発作時の痛みは転げ回るほど激しく、大変な苦痛です。

群発頭痛の発作には通常の鎮痛薬はほとんど効果がありません。一方、イミグラン注射（自己注射も含まれる）が群発頭痛に対して保険が適用されており、こちらは即効性が期待でき、90％以上の有効率です。

また、「酸素吸入療法」という治療もあります。群発頭痛の発作時に医療用の純度100％の酸素を15～30分、ゆっくり吸入する方法で、これを行うことで拡張していた脳の血管や内頸動脈が収縮することで痛みをやわらげると考えられています。有効性は70％前後といわれていますが、効く人と効かない人に差があります。また、健康保険の適用ではありません（自己負担で自宅用の装置を設置することは可能です）。

なお、予防治療としては、エルゴタミン製剤、副腎皮質ステロイド薬、バルプロ酸ナトリウムや塩酸ベラパミルの有効性が報告されています。

緊張型頭痛の治療

緊張型頭痛は一般的に生活への支障が少ないとされているものの、慢性化してくると毎日のように頭重感に悩まされるようになります。このため、痛みがつらい場合はこれを抑えるために消炎鎮痛薬を使います。しかし、消炎鎮痛薬は依存性があり、薬物乱用頭痛を引き起こす原因になることはすでにご説明した通りです。大事なのは、薬はあくまでも、痛みが起こったときに一時的に使うということで、漫然と服用してはいけません。

このほか、予防薬として、血液の循環を促進して筋肉の緊張を緩和する筋弛緩薬、痛みへの不安をやわらげる抗うつ薬、抗不安薬などがあります。

しかし、予防薬であっても、長期間使うのは好ましいことではありません。緊張型頭痛はストレスや姿勢など、生活上の問題も大きな要因となるため、こうした問題を取り除く生活療法が大事です。血行をよくするためのマッサージや頭痛体操（次章）などもいいでしょう。

なお、緊張型頭痛が重症化すると片頭痛に移行します。こうなってしまうと、緊張型頭痛の治療ではよくなりません。また、緊張型頭痛だと思い込んでいたら実際には片頭痛であるケースや、首の筋肉の問題から起こる頚性神経筋症候群である場合もあります。特に生活に支障が出るほどの苦痛がある場合は、こうした病気の可能性が高く、なによりも適切な診断が重要ですので、まずは、頭痛の専門医を受診するようにしましょう。

1万人の患者を治した「頭痛体操」

第5章

簡単なのに効果的！　自宅でできる頭痛体操

私が一次性頭痛の患者さんに対しておすすめしているセルフケアの方法として力を入れているものに、「頭痛体操」があります。

頭痛の引き金となる首や肩の筋肉を鍛え、血流をよくする体操で、すべての体操をひと通りやっても15〜20分程度でできる方法です。

これまで薬物乱用頭痛の患者さんはもちろん、片頭痛や緊張型頭痛など、さまざまな頭痛の方に実施し、効果を得ることができました。実施した数はのべ、1万人以上になりますが、薬による治療と並行して体操をすると、相乗効果によって発作の回数が減ったり、痛みが軽くなったりということが確認されています。

当院では専門のスタッフによって体操の指導をしていますが、コツさえつかめば、読者のみなさんにもできる方法です。

この章では読者のみなさんに体操の効果と具体的なやり方をわかりやすく紹介していきたいと思います。

頭痛体操で頭痛を予防

頭痛に悩んだことがある人は、「頭痛体操」という言葉を聞いたことがある人が多いのではないかと思います。

頭痛体操は筋肉の凝りが原因で起こる緊張型頭痛の非薬物療法として、かなり前から知られていました。副作用が少なく、基本的に費用もかからないことから、日本頭痛学会ではグレードB（行うよう勧められる）と評価されている方法です。

実際、緊張型頭痛の人は会社では頭痛がするけれども、週末に運動をすると症状がやわらぐという人も多く、頭痛体操だけでよくなるケースも珍しくありませんでした。

近年、この体操が片頭痛にも効果があることがわかってきました。その理由は後で詳しく述べますが、ひとつには片頭痛のメカニズムが血管の異常な拡張・収縮で起こること。肩や首に筋肉の凝りがあると血行障害が起こり、それが片頭痛発作の引き金になることから、体操で血流をよくしてあげることが片頭痛の予防につながるという考えです。

私自身もそのことは実感していました。頭痛体操の指導を始めたばかりの頃は、主に緊張型頭痛や頚性神経筋症候群《けいせいしんけいきんしょうこうぐん》の患者さんたちでした。

ところが、これまで各章でご説明してきた通り、パソコンの普及などとあいまって、緊張型頭痛と片頭痛をあわせもっている人が増えてきました。緊張型頭痛を引き金に、重症の片頭痛に移行してしまった人もいます。

このような患者さんに試しに体操を指導してみると、

「片頭痛の発作回数が減った」

「発作が楽になった」

「気分がすっきりします」

などと喜びの声をたくさんいただくようになり、今では広く、一次性頭痛全般にこの頭痛体操を指導しています。

具体的には週に1回、当院専属のスタッフによる頭痛体操教室を開き、患者さんに集まっていただきます。

頭痛は薬物治療によって確実に改善していきます。が、これに頭痛体操が加わることで、治療効果が出るのも早く、約1～2週間後には、

「体操が効いているようです」

とおっしゃる方が多いのです。

これは体操そのものの効果だけでなく、体操を指導するときに症状が出現するメカニズムや体操でなぜ症状が改善するかをお話ししますので、患者さんの病気に対する理解が深まったこともあると思います。自分の体を知り、自分で治そうという気持ちが出てくると、病気の回復は早い。頭痛体操は人間の自己治癒力を引き出す効果があると私は確信しています。

首の筋肉をほぐし、血流をアップ！

ではなぜ首や肩の問題によって頭痛が発症するのでしょうか。

首や肩の血流が滞ると筋肉のこりが起こり、緊張が高まって、痛みに敏感になります。これが引き金となって起こるのが緊張型頭痛で、圧迫感をともなう、頭をしめつけられるような頭痛が特徴です。

一方、片頭痛も血流の悪化が引き金になります。具体的には筋肉のこりがひどくなり、首や肩の血流障害が悪化します。この結果、血液中の血小板から多量のセロトニンが分泌されます。セロトニンは適量であれば、体によい影響をおよぼしますが、急激に出ると血管を収縮・拡張させ、片頭痛発作を起こさせるのです。

首や肩の異常が即、頭痛と関連するのは、両者がそれぞれ近い場所にあるからです。また、首の神経の大元は脳の中にあるので、ちょっとした刺激にも脳が敏感に反応します。脳の血流の悪化がすぐそばにある三半規管に影響し、耳鳴りやめまいの引き金になることはすでにお話しした通りです。また、腕にけがをしてズキン、ズキンと痛んだと思ったら、同時に頭も痛くなってきた、というのもこうした理由によります。

片頭痛の引き金には、女性ホルモンのエストロゲンの変動のほか、アルコールやチョコレート、チーズなどの食品、ストレス、気圧の変化などさまざまなものがあります。

ところが近年、当院にやってくる重症の片頭痛患者さんには首や肩の血流異常が発作の要因になっているケースが非常に目立ちます。

これはどうやら、当院に限ったことではなく、日本全体の問題のようです。主な原因はさきほどあげたパソコンです。

もともと片頭痛の素因があり、ときどき頭痛が起こっていたような人が仕事でパソコン操作に従事するようになった頃から、片頭痛が悪化してくるというパターンで、テクノストレス症候群とも呼ばれています。

薬物乱用頭痛もこうした背景と深く関わっています。

携帯電話や電子機器など文明の利器により私たちの生活は便利になりましたが、一方で、首や肩、そして脳にも相応の負担がかかっているということでしょう。

それだけに筋肉をほぐし、血流をよくする効果のある頭痛体操は現代型の頭痛に対して、必須のセルフケアともいえるかもしれません。

首の強化が大きな目的

頭痛体操の目的のひとつにまず、首の筋肉の強化があります。

首の骨である頸椎は7個の小さい骨（椎骨）が積み重なってできています。

そして頸椎を包み込むように多くの筋肉が絡み合い、筋肉の間に重要な神経が複雑に張り巡らされています。

このほかにも首には脳に栄養や酸素を送る太い血管や、鼻や口から吸った空気を肺に送る気管、食べたものを胃に送る食道なども通っています。

そのため、首の筋肉が衰えたり、少しでも傷んだりすると、筋肉のこりだけでなく、ふらつき、めまいなどのさまざまな症状があらわれてきます。

また、首の筋力が低下することが頸椎椎間板ヘルニアを引き起こす原因になることがあります。首のヘルニアは非常にやっかいで、ヘルニアが神経を圧迫すると、上肢のしびれやフラフラ感、めまい発作、頚性狭心症などのパニック症候群を呈するようになります。このヘルニアによってさらに片頭痛が悪化し、人によってはうつ症状を引き起こすこともあります。

首の骨は加齢によって、どんどん弱くなりますから、頭痛の予防はもちろん、ヘルニアなど首の骨に関わる疾患を予防するためにも、首や肩の筋肉を鍛えることはとても大事です。

筋肉をほぐして血流を改善する

頭痛体操のもうひとつの目的は首の筋肉の血流をよくすることです。

筋肉が疲労してこっている状態では、筋肉をめぐっている血管も収縮して固くなり、血流が悪くなっています。体操、特にストレッチによって筋肉がほぐれると筋肉はやわらかくなり、この結果、血流がよみがえってきます。

血流の流れがよくなると、筋肉内にたまった老廃物の排泄もうながされます。これによって、血流の悪化で起こる頭痛やともなって起こるしびれ、めまい、耳鳴りなどの症状がよくなってきます。血流が良好であれば、血管の異常な拡張や収縮を起こしにくく、片頭痛の発作も抑えることができます。

また、頭痛体操によって筋肉の緊張がとけると、自律神経のうち、交感神経の異常な興奮が抑えられます。

自律神経とは体温の調整や発汗など、体の機能をコントロールしている神経のことです。自律神経は活動時や興奮時、ストレスを感じるときなどに活発になる交感神経と、休息中やリラックス時に活発になる副交感神経のバランスが整っていることが大切です。筋肉のこりや頭痛があると、交感神経の働きが高まり、この状態が持続すると、さらに、めまいやうつ状態などの症状が起こりやすくなる、という悪循環が生じます。

頭痛体操によって筋肉がリラックスすると交感神経の働きが抑えられます。筋肉のリラックスは心のリラックスにもつながり、呼吸が次第に穏やかになり、よい循環が生まれます。その結果、頭痛など各種の症状の改善が期待できるというわけです。

1～2週間で効果を実感！

頭痛体操はまず、3ヵ月続けて実施していただくように指導しています。体操による血流改善の効果は比較的早くあらわれますが、首の筋肉の強化には一定の時間がかかるからです。

しかしながら、多くの場合、始めて1～2週間で症状の変化があらわれてくるようです。当院では患者さんに頭痛体操を2週間行ってもらった後、再び診察をして、体操の効果を含めた治療の効果を確認していますが、そこで喜びの声をいただけることがほとんどだからです。

中には頭痛体操だけで症状が一気によくなってしまう人もいます。

軽症の緊張型頭痛患者さんは、頭痛体操のみで改善しますので、症状があるときだけ体操を実施すれば薬に頼ることなく治ります。

一方、薬物乱用頭痛や片頭痛、そのほかの一次性頭痛の場合は、薬物治療を補う形で行うのが基本であり、頭痛の専門医の治療を受けながら、並行してこの頭痛体操を行っていただくのがよいでしょう。

毎日続けることが最も効果的

頭痛体操で最も大事なのが毎日、続けるということです。

頭痛体操のメニューは大きく、「首のストレッチ体操」と「首の筋力アップ体操」です。前者のストレッチ体操は比較的、早く効果が得られるのですが、筋力アップ体操は効果が出るまでに一定の時間がかかります。

しかし、首や肩の筋肉がついてくると、目に見えて頭痛発作の回数が減り、その効果を実感します。ぜひ、試みてください。

頭痛体操は家事や勉強、仕事の合間や就寝前などにどこでも行える体操です。椅子に座っていてもできるので、パソコン作業の途中で休憩を入れたタイミングで実施するのもいいでしょう。

なお、体操では1セットの動作を分割せず、通して行いましょう。例えば10回の動作で1セットとなっているところはきちんと10回連続して行います。5回ずつ2度にわけて行うなどのやり方だと効果が半減してしまいます。

すべての体操を通してやるのが理想ですが、時間がなければ、午前中に1種類、またお昼休みに1種類、といった具合にできる体操を分割して実施してもかまいません。

なお、頭痛体操を行うと首や頭に軽い痛みを感じることがありますが、痛みがあっても症状が強くならなければ、継続してもかまいません。

一方、反対に痛みが消えなかったり、強くなったりする場合は体操を軽くする（例えば1セット10回の動作なら半分の5回にする）ようにしてください。

緊張型頭痛の人は頭が痛いときに体操を行うと効果的ですが、片頭痛の方は痛みのあるときはやめましょう。また、頸椎椎間板ヘルニアが悪化して、手足の神経症状が出ている人は医師に相談の上、頭痛体操を実施してください。

首の筋力アップ体操

［基本姿勢］

頭を傾けずにまっすぐ前を向いたまま行う。立ってやるのがつらい場合は、椅子や床に座ってもかまわない。

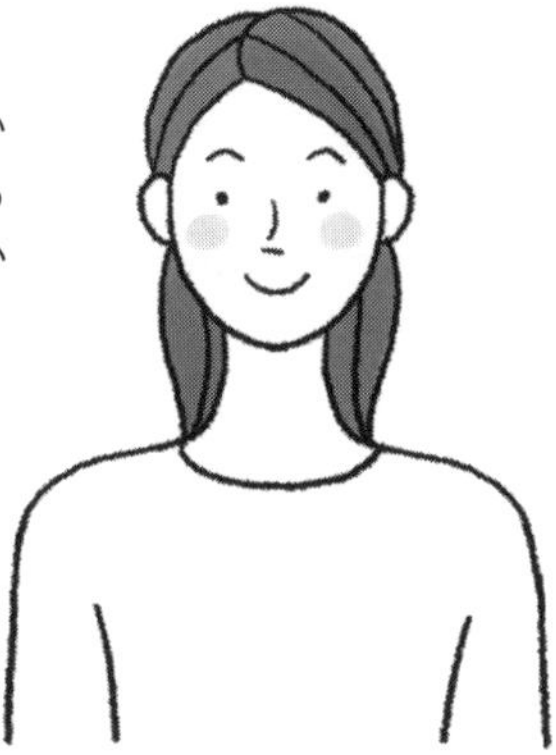

1 肩と胸の筋肉を鍛える

両手のひらを図のように合わせ、10秒間押し合い、5秒間休む。10回×1セット。肘と肩が同じ高さになるようにするのがポイント。❶～❺の体操ともすべて普通に呼吸しながら実施する。

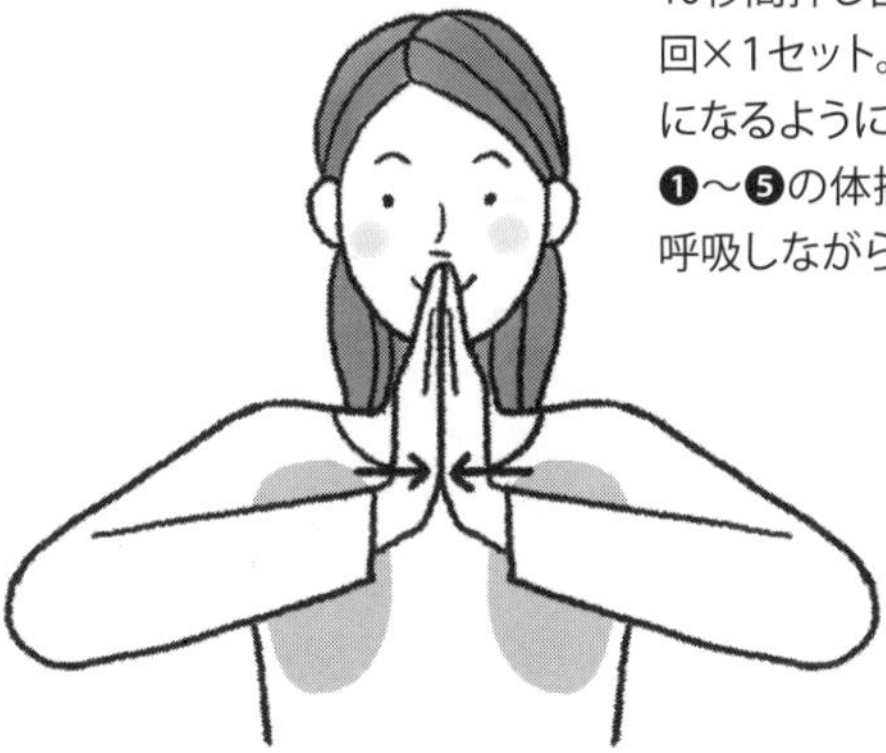

2 首の前側の筋肉を鍛える

両手を組み、眉に小指が触れる位置に手を当て、両手と額で押し合う。10回×1セット。

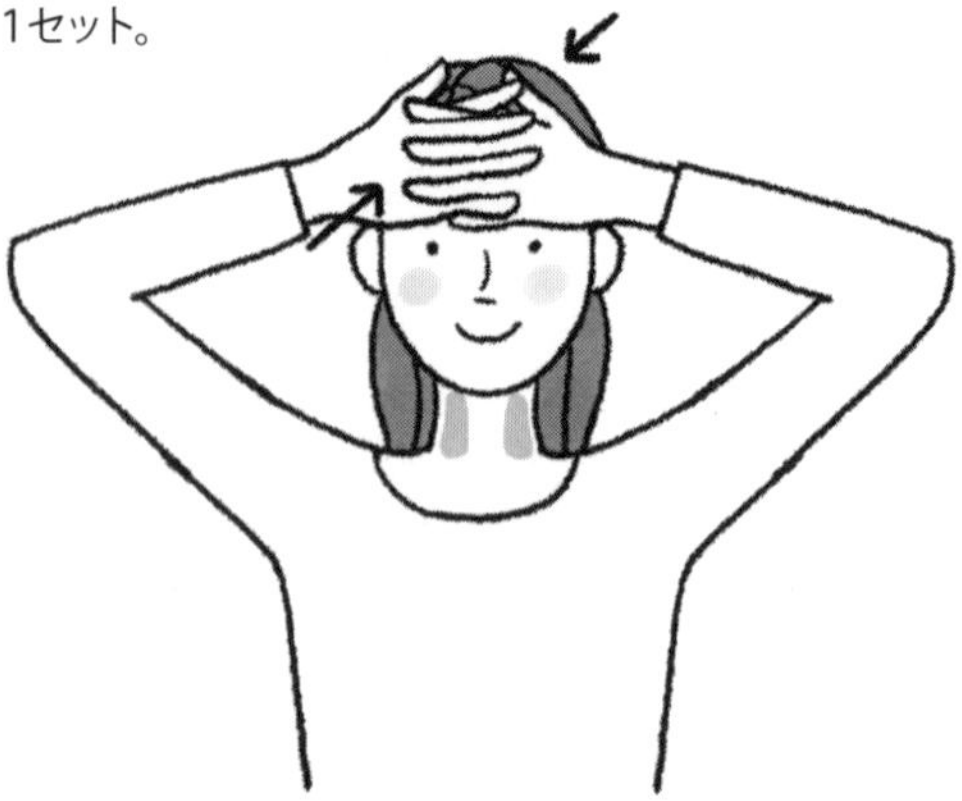

3 首の後側の筋肉を鍛える

両手を組んで後頭部に当て、両手と後頭部で押し合う。10回×1セット。

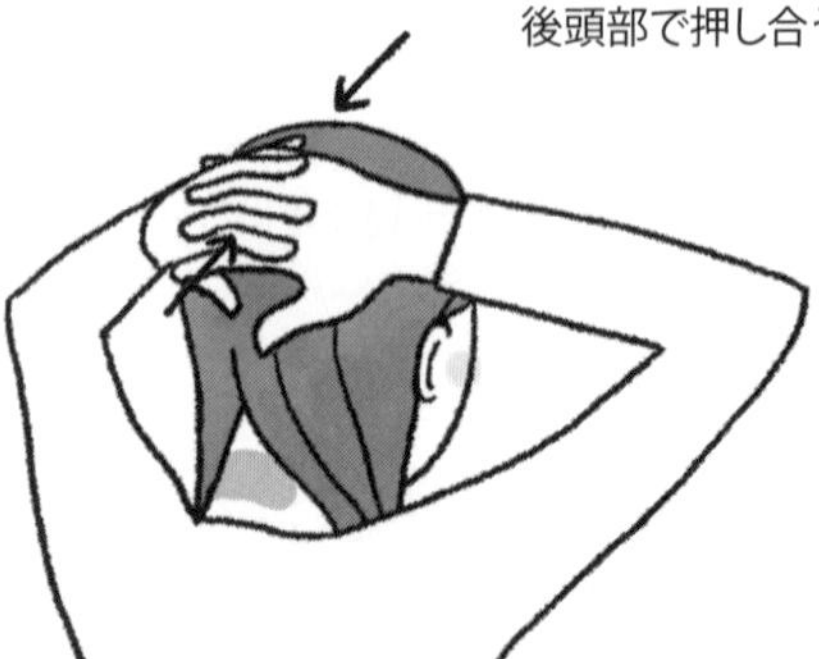

4 首の右側の筋肉を鍛える

右手を右耳の上側に当て、右手と頭で押し合う。10秒間押し合い、5秒間休む。10回×1セット。頭が傾かないように注意して行う。

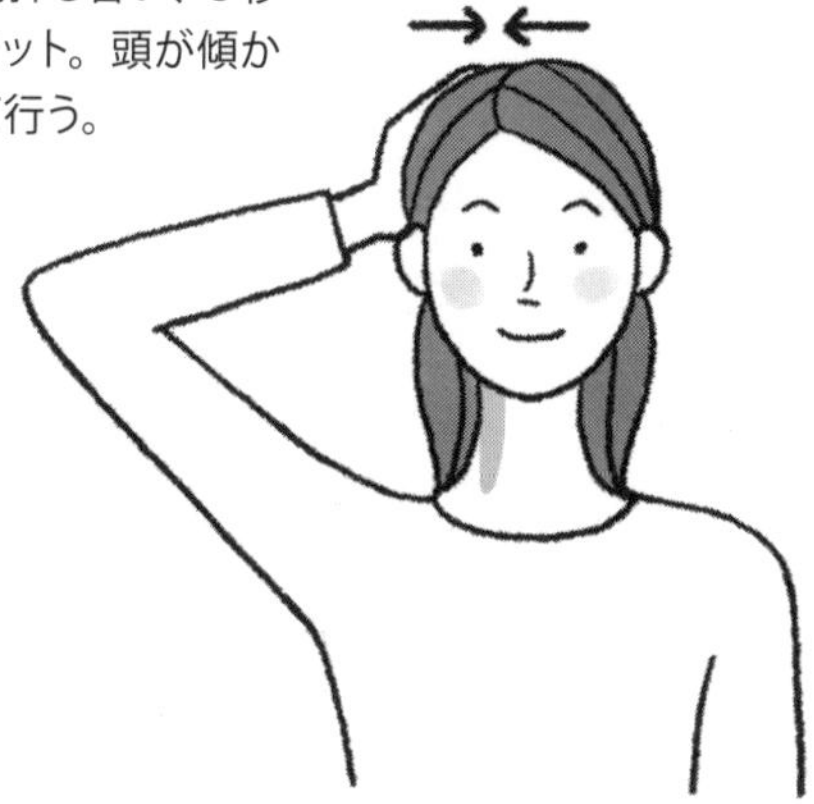

5 首の左側の筋肉を鍛える

左手を左耳の上側に当て、左手と頭で押し合う。10秒間押し合い、5秒間休む。10回×1セット。頭が傾かないように注意して行う。

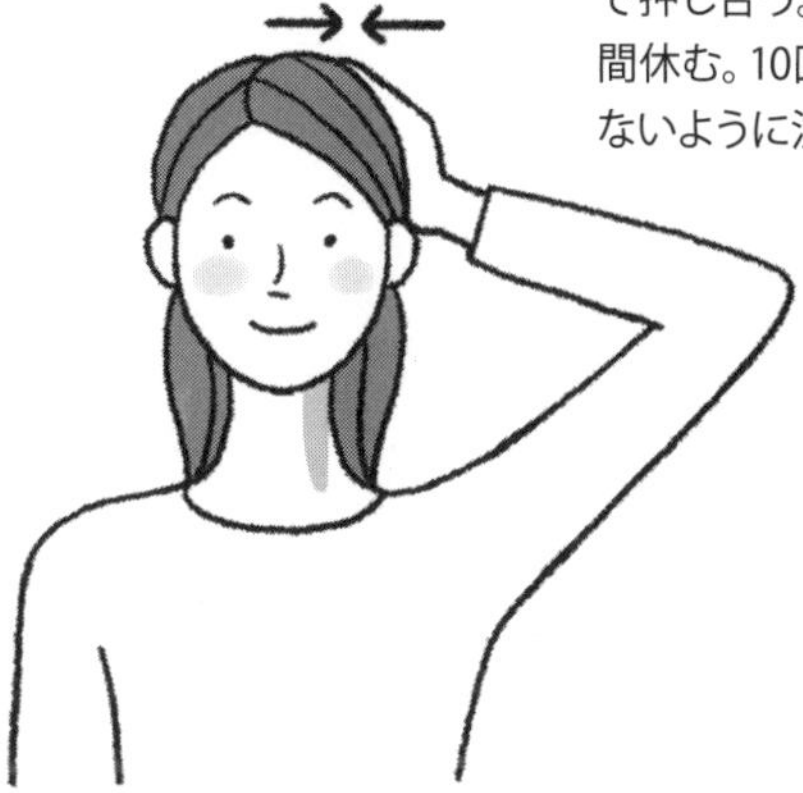

首のストレッチ体操

1 右の首筋を伸ばす

頭を傾けずにまっすぐ前を向いた姿勢から、15～20秒、息を吐きながらゆっくりと左手で頭を真横に引っ張る。1回×1セット。

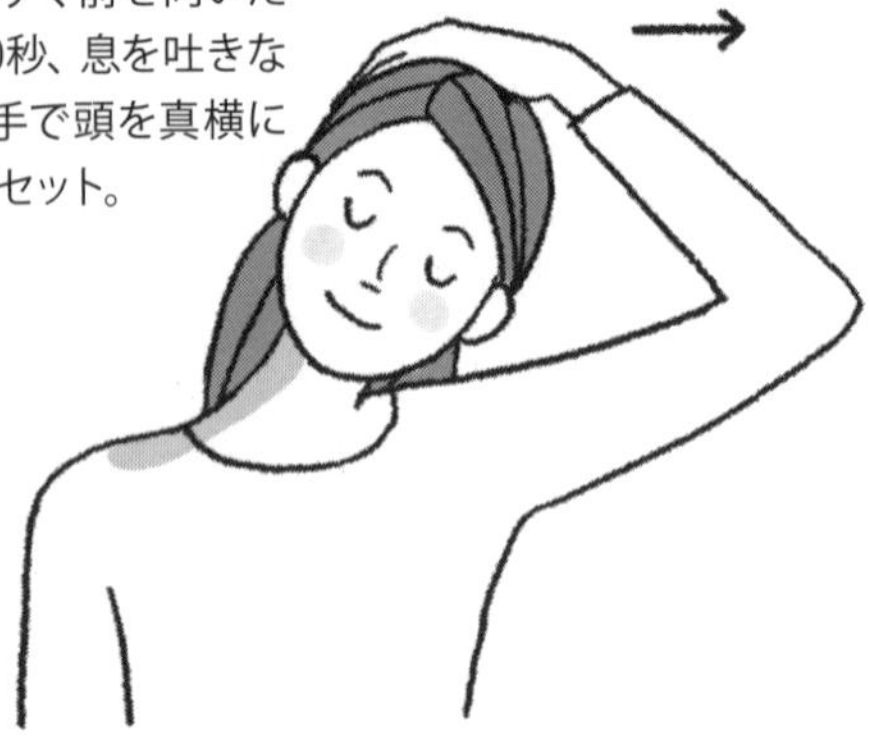

2 右後方の首筋を伸ばす

左手を頭の右斜め後ろ側に当て、15～20秒、息を吐きながらゆっくりと左斜め前に引っ張る。1回×1セット。

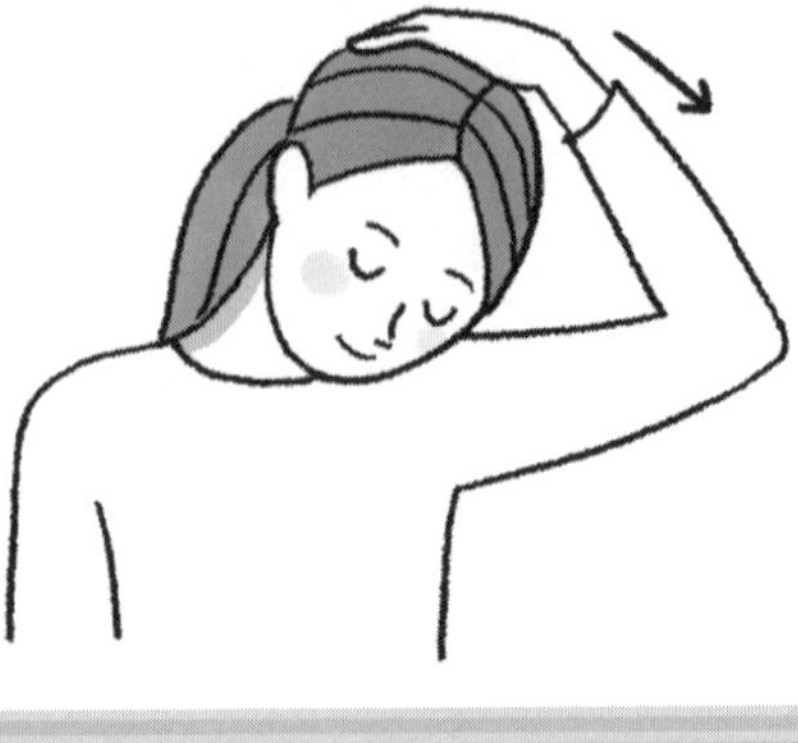

3 左の首筋、左後方の首筋を伸ばす

❶〜❷の体操を今度は右手を使って反対側で行う。

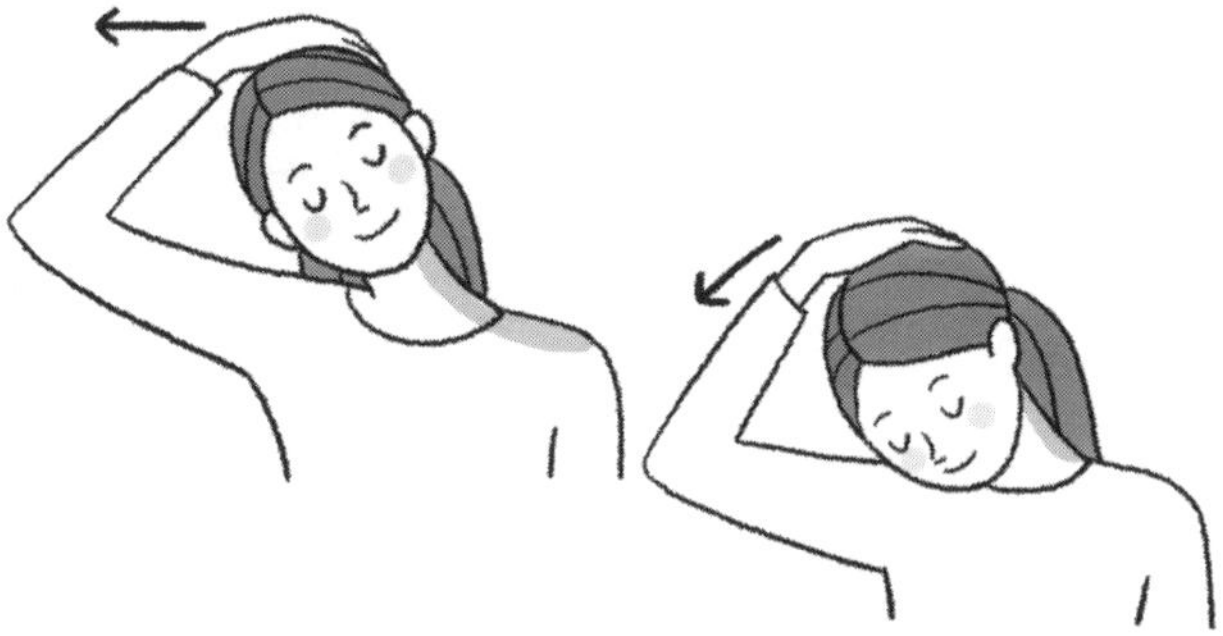

4 右肩周辺の筋肉を伸ばす

右腕を左斜め前に伸ばし、左手で右肘の辺りをはさみ、右腕を胸の方に引き寄せ、15 〜20秒維持する。1回×1セット。同じように左側も行う。

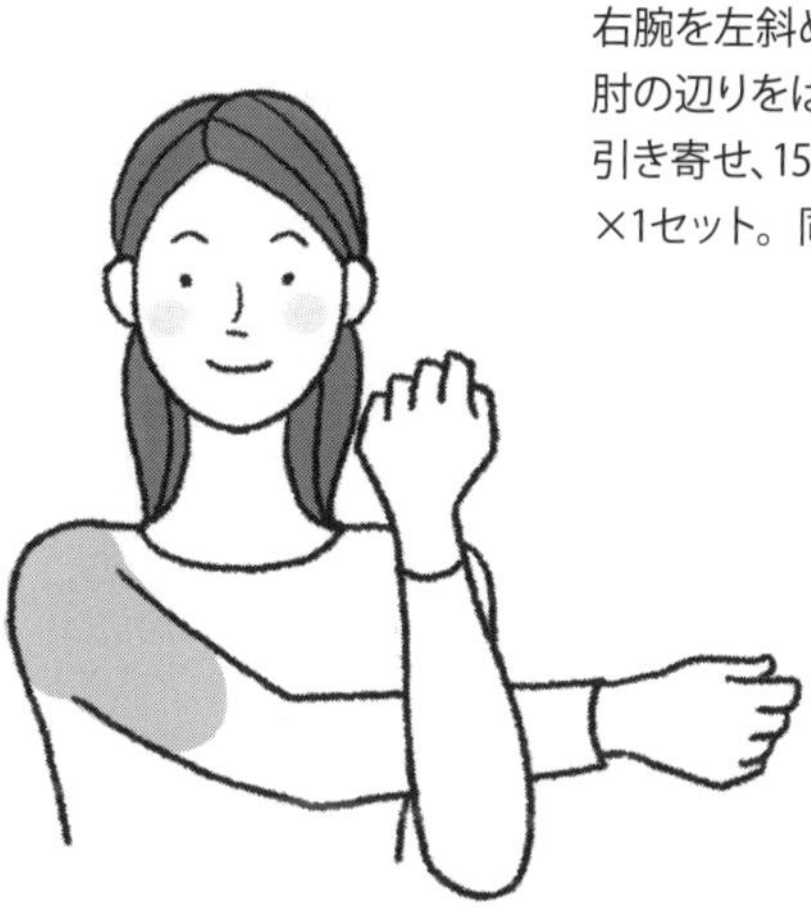

5 肩と背中の筋肉を伸ばす

息を吸い込みながら両手を前で組み、息を吐きながら頭を腕の中に入れて手の甲を前方に突き出し、15～20秒伸ばす。 1回×1セット。

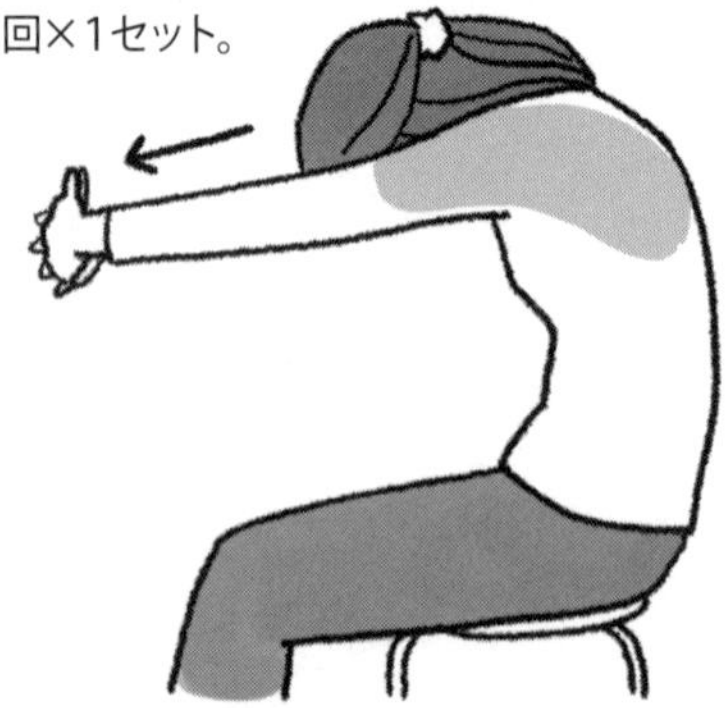

6 肩や胸の筋肉を伸ばす

両手を後ろで組み、手のひらは自分側に向ける。顔は少し斜め上を見るようにして胸をそらし、15～20秒伸ばす。組んだ手を体から離していく。 1回×1セット。

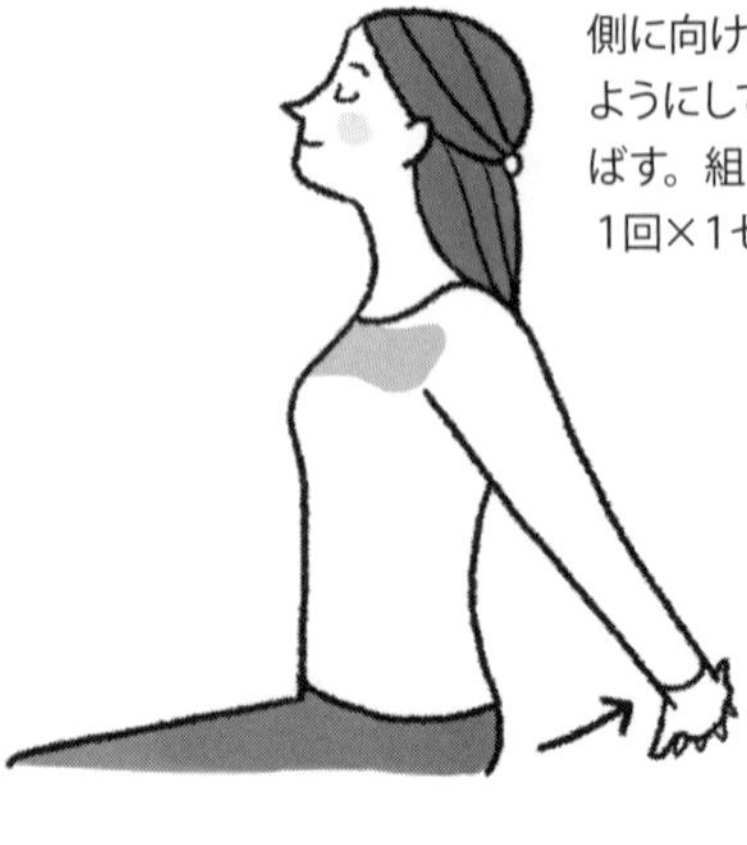

「頭痛とさよなら」できる、生活のちょっとしたコツ

第6章

自分の頭痛を知って、上手に誘因を避ける

片頭痛の治療には適切な薬が大事ですが、前章でもご紹介した通り、頭痛体操をはじめとした、日常生活のケアが非常に有効です。

疫学調査（病気の原因と思われる環境因子を設定し、その因子が病気を引起こす可能性を調べる統計的調査）によれば、片頭痛を誘発する因子として、食べ物をはじめ、さまざまなものがあげられています。

これらを上手に避けることで、片頭痛を予防することができます。

また、発作が起こってしまった場合でも、暗い場所で横になるなど、ちょっとした工夫によって、苦痛を最小限に抑えることができます。

こうした日常生活のケアを習慣づけることで、薬の効果もアップするのです。結果的に発作が減って、薬の量自体を減らすこともできます。

セルフケアを実施することは自分の体と向き合うことでもあります。

自分の頭痛がどんなときに起こりやすいのかを探り、その傾向を知ることができれば、

「ここのところ、仕事で無理をしすぎたから、少しのんびりしよう」

という風に生活の見直しをすることにもつながります。

そこで、この章では片頭痛を中心とした頭痛のセルフケアについて紹介します。

ただし、すべてを実行する必要はありません。

片頭痛の誘因は1人1人違います。まずは頭痛日記などをつけて、どんなときに発作が起こるか、発作の前に起こる前兆はどのようなものかを知った上で、それにターゲットをしぼってケアを行うといいでしょう。

無理のない範囲で、できることから始めてみましょう。

意外に多い、片頭痛を誘発する食べ物

片頭痛の患者さんには、ある特定の食べ物や飲み物が発作の誘発因子になるという人がたくさんおられます。最も頻度が高いのがアルコールで、50％以上が当てはまるという統計があります。

アルコールは群発頭痛にも悪影響を与えるので、思い当たる人は発作中は控えた方がい

【飲料・食品中のカフェイン含有量】 ※市販の頭痛薬には、一部「カフェイン水和物」として配合。

食品名	日常摂取量	カフェイン量(mg)
玉露(浸出液)	200ml	460
ココア(9g)	200ml	300
コーヒー(浸出液)	200ml	120
紅茶(浸出液)	200ml	60
炭酸飲料(コーラ)	500ml	50
ウーロン茶(浸出液)	200ml	40
せん茶(浸出液)	200ml	40
ほうじ茶(浸出液)	200ml	40
麦茶(浸出液)	200ml	0
ミルクチョコレート	1枚(58g)	18
ビターチョコレート	1枚(55g)	32
市販の頭痛薬	1回2錠、3回服用	150〜240

いでしょう。アルコールでは特に赤ワインで起こる人が多いようです。同時にワイン中に含まれる防腐剤も悪役といわれています。

このほか、チーズ、チョコレートも誘因となりやすい食べ物です。

チーズはプロセスチーズなどよりも、熟成されたカマンベールのようなタイプで起こりやすいといわれています。ワインとチーズは一緒に摂ることが多いので、片頭痛持ちの人は少量にしたほうがいいでしょう。

カフェインは頭痛にとって悪役で、長期に渡って大量に摂り過ぎると薬物乱用の症状があらわれます。チョコレートが誘因になっているケースは子どもに多く、食べるのをやめると、発作回数がすみやかに減ることが珍しくありません。

飲み物ではやはりカフェインの多いコーヒーが誘因になりやすく、緑茶で起こる可能性もあります。

また、意外に知られていませんがジャスミンティーや紅茶もカフェインの含有量は多く、これを知らないで多く飲んでいた患者さんで頭痛が悪化していた、というケースもありました。

このほかにもハムやソーセージ、サラミなど防腐剤が多く含まれているもの。ピーナッツや人工甘味料のアスパルテームなどが誘発因子として知られています。

また、中華料理店などで大量に使われるうま味調味料の「グルタミン酸ナトリウム」で頭痛が起こることもあります。頭痛をはじめ、顔面紅潮や発汗などが起こるもので、「グルタミン酸ナトリウム症候群」や「中華料理店症候群」などと呼ばれることもあります。

このほか、ココアや野菜ジュース、炭酸飲料、ねぎやにんにくなどの薬味、さしみ、ケチャップ、焼きそばやカレーなどで片頭痛を起こす患者さんも経験しています。

つまり、片頭痛の誘因となる食べ物や飲み物は、アレルギーのように千差万別です。

「まさかこんな食材が？」

というものも、ある人にとっては誘因となる可能性がありますので、思い当たるものはやはり、控えるべきでしょう。

朝抜きは厳禁！　食事はしっかり摂る

片頭痛の人は空腹にならないように心がけましょう。空腹のときには頭痛発作が起こりやすいことがわかっています。空腹になると血液中の血糖が低下し、低血糖になります。この結果、脳への糖の供給が不足して、頭痛が引き起こされると考えられています。

実際、

「朝食を抜くと、お昼前くらいに必ずといっていいほど頭痛が起こる」

という患者さんがいます。

若い女性は「痩せたいから」「忙しいから」という理由で朝食を抜いている人が多いようですが、片頭痛持ちの人はやめたほうがいいでしょう。

なお、食事の量が少なすぎても、低血糖が起こりやすいので、朝食はもちろん、三度の食事はある程度の量をしっかりと摂るようにしてください。

朝、しっかりと食べても、食事時間の関係などで、どうしても空腹になってしまうことがあります。その場合は、頭痛発作の予定時間30分前にキャンディーなどの糖分を摂りましょう。育ち盛りの小学生は、朝しっかり食事をしても給食前に低血糖になるため、頭痛発作が頻発することもあり、給食前に飴をなめてもらうと頭痛発作が激減します。

マグネシウムを積極的に摂る

片頭痛の緩和につながる可能性のある栄養素として取り上げられているものに、マグネシウムとビタミンB_2があります。これらを積極的に摂ることもおすすめです。

マグネシウムは人の体に欠かせない必須ミネラルのひとつです。

マグネシウムは体内で約３００もの酵素の活性化を担っており、脳の神経を安定させるという大きな役目を担っています。マグネシウムが不足すると脳の神経が不安定な状態になり、痛みに敏感になることから片頭痛や緊張型頭痛とかかわりが深いと考えられています。片頭痛の人は一般に血中のマグネシウムが不足しているという報告もあります。

実はマグネシウムは不足しがちだといわれるカルシウム以上に欠乏しやすいミネラルで

す。特にストレスの多い人、加工食品やお酒の好きな人、外食の機会が多い人は積極的に摂取するべきです。

マグネシウムの多い食品の代表はひじき、こんぶ、ほうれん草、大豆、ワカメ、カツオなどです。これらを積極的に摂るようにしましょう。

ビタミンB_2の有効性

片頭痛の患者さんにビタミンB_2のサプリメント400㎎を3ヵ月間服用してもらい、プラセボ（偽薬）と比較した試験で、発作の頻度が明らかに減ることが確認されています。

この実験が実施されたのは片頭痛の患者さんに、細胞のミトコンドリアの代謝障害が指摘されていたからです。ビタミンB_2にはこの代謝障害を改善する働きがあることから、B_2を投与する調査が行われました。

その後、25㎎という小量で、片頭痛の予防効果があったという研究報告が出ています。

ビタミンB_2には細胞の再生、成長の促進、脂質や糖質の代謝に深く関わる有害物質を分解したり、体内でがんや老化の原因となる活性酸素を増やす過酸化脂質ができるのを防

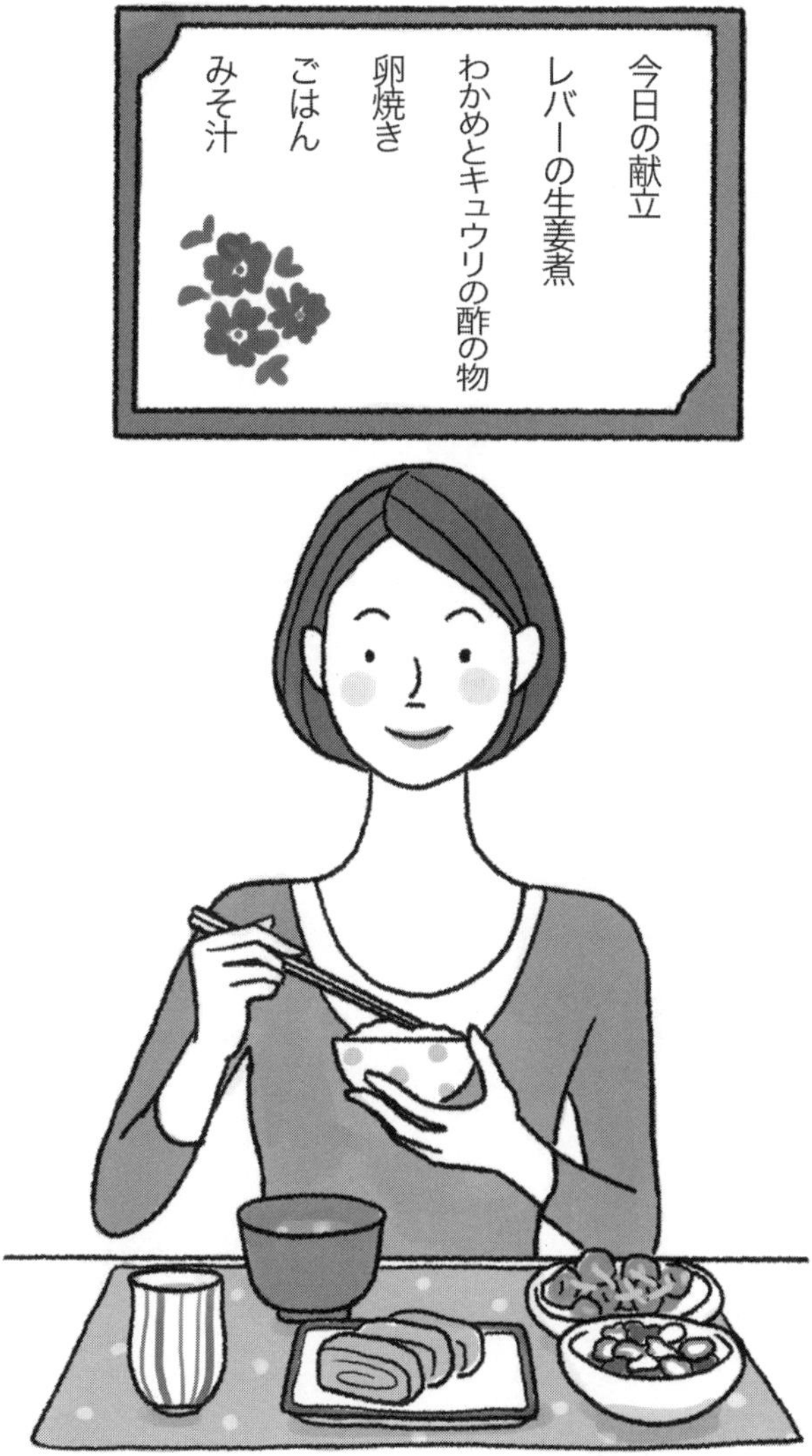
今日の献立
レバーの生姜煮
わかめとキュウリの酢の物
卵焼き
ごはん
みそ汁

ぐ働きも担っています。

また、ビタミンB群にはこのB₂のほか、B₁、B₆、B₁₂とさまざまな種類があり、全体をバランスよく摂取することが大切です。また、B群はその大半を体にためておけないため、毎日摂取する必要があります。

B_2のサプリメントは片頭痛に有効ではありますが、まずはできるだけ食事で摂るようにしましょう。ビタミンB_2はレバーや牛乳、たまご、納豆、どじょうなど、たんぱく質の多い食品に含まれています。

寝不足・寝過ぎに注意し、規則正しい生活を

寝不足で片頭痛になる人もいれば、寝過ぎたときに頭痛が起こる、という人もいます。寝不足の場合、体の疲労がとれないことやストレスが解消されないことが誘因になっている可能性があります。

寝過ぎで起こる場合は意外に多いようです。

週末や休日に集中して頭痛発作が起こるものを「週末頭痛」と呼ぶことがあります。週

末頭痛の患者さんを調べた調査では、土曜日や日曜日に平均1・8時間（30分〜3時間）長く寝ていた、という結果が出ており、やはり、片頭痛の人は普段通りの起床時間に起きたほうがいいということでしょう。

寝過ぎで起こる頭痛の原因としては、睡眠の二相性である「レム睡眠」と「ノンレム睡眠」との関係が指摘されています。睡眠中は深い眠りのノンレム睡眠と浅い眠りのレム睡眠を繰り返しており、このリズムが狂うことが頭痛発作を引き起こすのではないかという考え方です。

また、起きる時間が遅くなるということは、何も食べないまま空腹で寝ている時間が持続している状態です。このことも頭痛の誘因になっている可能性があります。昼寝で起こる「お昼寝頭痛」もあります。なにはともあれ、適度な睡眠をとった上で、規則正しく生活することが片頭痛対策に有効です。

適度なリラックスとストレス回避

精神的緊張や疲労、ストレスは片頭痛の大敵です。特にストレスは片頭痛の外的要因として、最も頻度が高いとされています。普段からストレスをためないようにしましょう。

週末の過ごし方にも注意が必要です。

ストレス解消のためにレジャーに出かけるのはよいことですが、過密なスケジュールにしてしまうと、かえって疲労してしまいます。出かけているときは元気だけれど、帰宅後、頭痛にみまわれて、翌日まで体調不良を持ちこしてしまうことがあります。

日中は自律神経のうち、活動性にかかわる交感神経が優位になっているので、血管も緊張気味です。しかし、帰宅してリラックスすると副交感神経が優位になり、血管が拡張して、これが片頭痛の誘因となります。

適度にリラックスするのはよいことですが、昼の緊張時間が長いほど、体への反動は大きくなります。遊びにおいても、疲労が残らないように上手に調整してください。

頭痛持ちは、天候の変化に敏感になろう

片頭痛の人はとにかく、天候の変化に敏感です。特に低気圧が近づくときがそうで、曇りや雨の日は当院も頭痛発作でやってくる患者さんでいっぱいになります。

富士山など高い山に登ると、ペットボトルの容器が膨らんできます。これは上に行くほど気圧が低くなるためで、片頭痛の人の脳や血管、神経はもともと敏感なので、気圧が下がることで血管の拡張など何らかの変化が生じ、これが発作の引き金になっていると考えられます。

天候の問題は自分では避けようがありませんが、低気圧の影響でしょっちゅう頭痛が起こるような方は、外出の際にトリプタン製剤を忘れないように持参し、発作がひどくならないうちに早めに服用することをおすすめします。

月経前の過ごし方

エストロゲン性の片頭痛の人は、月経前の過ごし方に注意が必要です。特に高温期終末から月経前までの、エストロゲンが急激に低下する時期に頭痛が起こりやすいことがわかっているからです。

自分がエストロゲン性の片頭痛かどうかは、頭痛日記をつけるとよくわかります。

毎月、月経のリズムにともなって発作が起こるようであれば、まず、間違いありません。

エストロゲン性の頭痛が起こりやすい時期は、頭痛のほかにも倦怠感やむくみ、乳房の張りや便秘、精神的落ち込みなどさまざまな不調があらわれやすいものです。

こうした多彩な症状が出るものを医学的にはＰＭＳ（月経前症候群）と呼んでいます。

この場合は、アロマテラピーや漢方薬が有効な場合もあります。

光の過度な刺激を避ける

片頭痛の患者さんの中には光に非常に敏感で、これが発作の引き金になるという人がいます。頻度として高いのが、太陽の光です。

天気のよいビーチや、晴れた日のスキー場で頭痛を起こしてしまうことがあります。

光に敏感な人はこうした日差しに注意をするとともに、サングラスをかけたりするとよいでしょう。

また、部屋の窓から入る日差しが発作の原因になることもあります。

特に寝室の場所には注意が必要で、東側の部屋はできれば避けたほうがいいでしょう。

カーテンは陽をよけるのにはよいのですが、開けた瞬間にまぶしさを感じるような環境では逆効果になってしまうこともあります。

蛍光灯のちらつきによって発作が起こる人は、やさしい光の白熱灯やＬＥＤ電球、間接照明がおすすめです。

さらにテレビの光で頭痛が起こることもあります。

テレビやＤＶＤを見て発作を起こしたことのある人は、できるだけ明るい部屋で視聴するようにしましょう。

また、最近は「３Ｄ酔い」などといって、３Ｄ映像によって吐き気や頭痛を起こす人がいることが報告されています。３Ｄ映画などを見る場合は、トリプタン製剤の準備をしておくなど、発作が起こった場合の準備をしておくと安心です。

音が引き金になる片頭痛もある

光とともに、音も脳の刺激となりますので、片頭痛を誘発することがあります。

音によって頭痛が起こるときは、患者さんにとって、非常にその音が不快な状態であるので、耳を覆って音からのがれようとします。

ご自身でわかる場合は音を避ければよいのですが、問題となるのはお子さんのケースです。実は頭痛持ちのお子さんで、お母さんの声に反応して発作が起こることは珍しくありません。たいていの場合は、怒られたり、注意されたりという場面で、母親の大声が問題になることが多いようです。大人でも上司などに大きな声で怒鳴られると、頭痛がひどくなるという人はいます。

もっとも、これには怒られることによる精神的ストレス等も関与しているかもしれません。いずれにしても、お子さんの様子を注意深く観察し、叱るときに頭痛が頻発しているようであれば、対応の仕方を変えていくべきでしょう。

タバコはできるだけ控えて

タバコのにおいや芳香剤、車の座席シートのにおいが苦手という人はけっこういます。特にタバコのにおいで頭痛を発症する人は多く、カフェや居酒屋で困ってしまうという話をよく聞きます。タバコと頭痛の因果関係は科学的に証明されていませんが、主成分のニコチンには毛細血管を収縮させる作用があり、そのことと関連するのかもしれません。

あなたが喫煙者で片頭痛持ちだとすれば、まずは、できるだけ吸う本数を減らしましょう。喫煙者と席をともにする場合は、タバコの煙が直接、来ないような場所に座りましょう（できれば正直に事情を話すのがよいと思います）。

また、車についていては窓を開けて換気をよくすることで、解消できることもあります。タクシーも禁煙になっている場合が増えていますので、上手に選びましょう。

乗り物に乗るときの注意

片頭痛の人はもともと乗り物に酔いやすく、小さい頃から「酔い止めが欠かせなかった」という人も少なくありません。

車酔いは頭痛の引き金にもなりますので、乗り物対策は重要です。

まず、車ですが、タクシーなら禁煙車を選び、それが難しいようあれば、換気をよくしてもらいましょう。特に雨の日などはにおいがこもりやすいので注意が必要です。ちなみに、乗用車は前方に座ったほうが酔いにくいことが知られています。

電車は比較的、酔いにくいものの、人ごみによっては気分が悪くなります。

電車に乗るときは進行方向を正面にして座るようにしましょう。進行方向に背を向ける体制で座ると気圧の変化を感じやすいため、片頭痛を発症しやすくなります。また、強い日差しや車窓の風景が苦手な人は通路側に座るとよいでしょう。

飛行機は上空に行くほど気圧が低くなり、着陸時には頭痛を起こしやすくなります。天候によっては予期しない揺れが起こることもありますので、搭乗前には酔い止めやトリプタン製剤を服用するとよいでしょう（トリプタン製剤の自己注射の国際線機内持ち込みについては、持ち込みを禁止している会社もあります。事前に確認をしておくといいでしょう）。

寒さや暑さの変化に注意

寒暖の激しい気候は片頭痛の人にとっては苦手なもののひとつです。

冷たい空気は血管を収縮させますが、その後、温かくなると血管が拡張し、頭痛の引き金になります。逆も同じです。

また、寒い外からいきなり暖房の効いた温かい部屋に入ったときに片頭痛が起こることもあります。夏のエアコンもあまりに設定が低いと、刺激になってしまうこともあります。

寒さや暑さによって過剰な刺激を受けないための方法としては、衣類の工夫があります。首に寒さを感じたら、ストールやマフラーをする、エアコンが効きすぎていたらひざかけをするなど、早目の対応で頭痛を予防することができます。

パソコン作業は1時間に1回の休憩を

5章でご説明した通り、パソコン作業は首や肩の筋肉の疲労、血行障害を起こす大きな要因です。筋肉の疲労や血流の悪化は緊張型頭痛の発症だけでなく、片頭痛の発症や重症化の引き金となります。パソコンは今や仕事にも私生活にも欠かせない機器であり、使い始めるとつい長時間、ディスプレイに向かってしまいますが、首や肩には相当な負担がかかっています。また、眼精疲労やドライアイの原因にもなりますので、適度な休憩を入れながら使用しましょう。

厚生労働省のＶＤＴ（Visual Display Terminals）作業ガイドラインでは、パソコンなどディスプレイやキーボードなどによる作業時間は連続して1時間まで、その間に10〜15

分の小休止を入れるよう推奨しています。小休止の間には立ち上がって頭痛体操をしたり、遠くの景色を眺めて目を休めたりするのもいいでしょう。

片頭痛の予兆を知る

片頭痛の患者さんは頭痛が起こる前に予兆を感じる人が多いことがわかっています。具体的には過食（むしょうに甘いものを食べたくなるなど）、あくび、疲労感、集中力の低下、抑うつ感、首や肩のこり、感覚が過敏になるなどです。

自分に特徴的な予兆を知ることで、片頭痛の発作に対する心構えもできます。予兆が来たら、トリプタン製剤の準備をしましょう。

また、職場の休憩室やベンチなど、休める場所を確保しておくことも大切です。

頭痛が起こってしまったときの対処法

注意していたにもかかわらず、頭痛が起きてしまうことはあります。

また、何年も起こらなかった頭痛がひょんなことから、あらわれる場合もあります。

そんなときにはどうすればよいのでしょうか。

いざというときの対処法を片頭痛、群発頭痛、緊張型頭痛の3つにわけてご紹介します。

片頭痛が起こったら

片頭痛が起こってしまったときはまず、薬の有無を確かめます。

トリプタン製剤があればすばやく服用あるいは注射します。

閃輝暗点《せんきあんてん》など、前兆が起こり始めたときがトリプタン製剤を準備するベストタイミングです。痛みが起こり始めて遅くとも30分以内に薬を服用しないと、十分に効果が得られません。この点は繰り返しになりますが、特に重要なポイントです。

発作の痛みが治まるまでは、できれば静かな場所で横になります。光や音は片頭痛を悪化させる要因になるので、カーテンは閉め、電気も消すとよいでしょう。明るい場所で休む場合は布団などで顔を覆い隠すとよいと思います。

手持ちの薬がなくても、軽い発作であればやがて、痛みはやわらいでくるはずです。

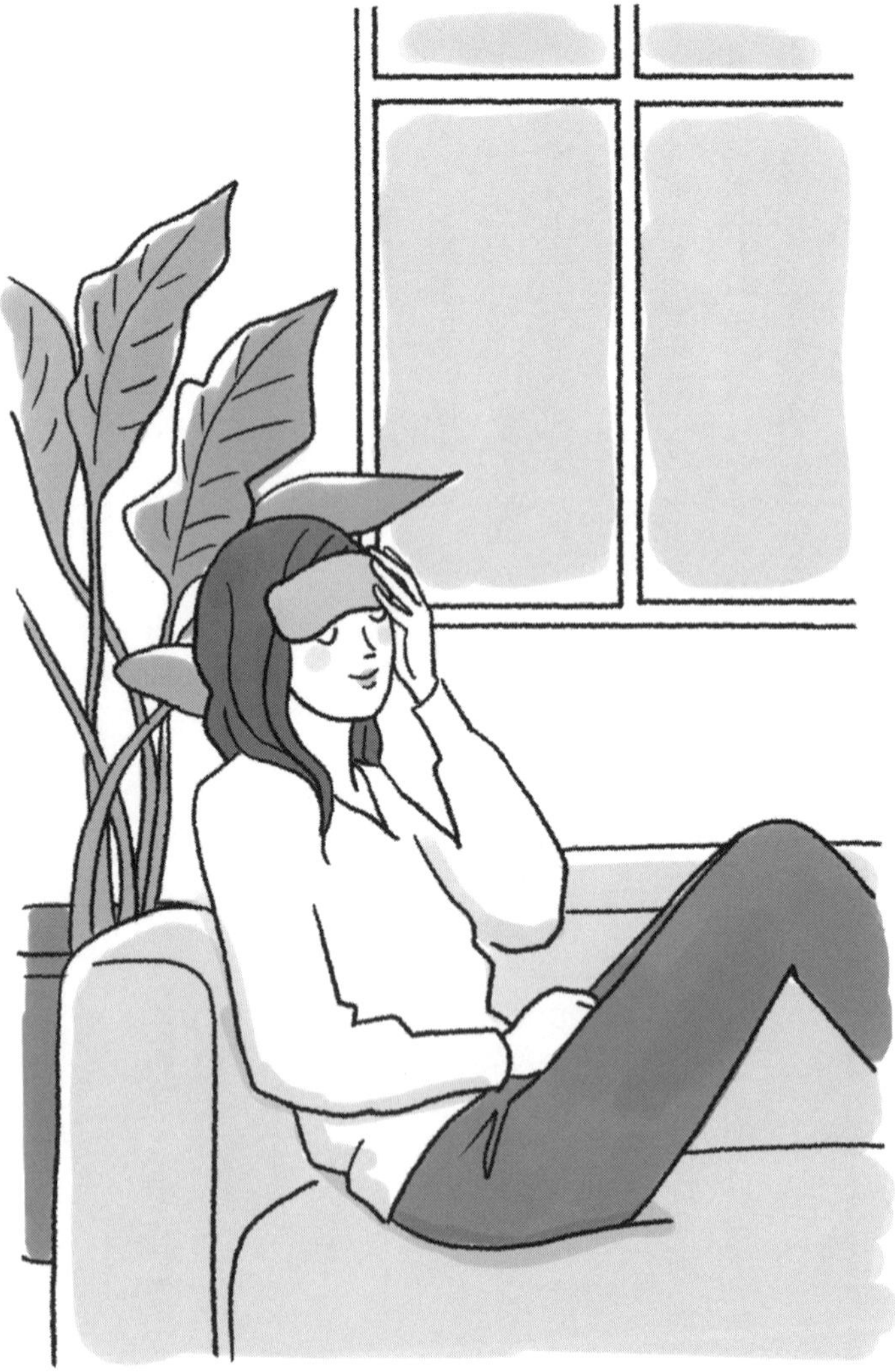

発作時に階段の昇り降りをしたり、頭を振ったりすると痛みが増悪することが多いので注意しましょう。

なお、頭痛の起こる部位を冷やすと「気持ちがよい」あるいは「落ち着く」ようでしたら、保冷剤や冷たい湿布などで冷やしてもいいでしょう。痛む部位を冷やすことによって、発作で広がっていた血管が収縮して楽になることがあります。ただし、後頭部や首筋を冷やすと頭痛が悪化することもありますので、前頭部やこめかみを冷やすのが効果的です。

群発頭痛が起こったら

群発頭痛は発作が激烈ですので、いざ起こってしまったら薬以外によい対処法というのがないといわれています。トリプタン製剤の自己注射は健康保険の適応となっていますので、これをうまく使うといいでしょう。

それでも、薬がないときは、患者さんの多くが、「深呼吸をする」「外に出て空気を吸う」「冷たい水を飲む」などの方法で症状をやわらげているようです。

また、群発頭痛も毎年、繰り返していると、発作の時期が予想できるようになります。医師とも相談の上、自分の群発期が予測できたら、その時期は誘因となるアルコールやタバコを控える、仕事などで無理をしないようにする、睡眠時間をきちんと取るなど生活に留意するとよいでしょう。

緊張型頭痛が起こったら

緊張型頭痛の原因は首や肩の凝り、血行障害なので、軽いものであれば薬を服用せずにセルフケアだけでよくなることがあります。

体を動かすことによって筋肉の緊張がほぐれ、血流がよくなるので、運動は有効です。ふだんは緊張型頭痛に悩まされている方でも、週末、運動をするとよくなるというケースはけっこうあります。ただし、運動で悪化する場合は実は緊張型頭痛ではなく片頭痛であったり、緊張型頭痛と片頭痛が合併していたりということもあります。

お風呂に入って血行をよくすると痛みが和らぎます。アロマオイルを使用した首筋、肩周りのマッサージなども有効です。

知らないと命取り！
頭痛に隠れている
大きな病気

第7章

頭痛には大きな病気が隠れていることもある

これまで本書で紹介してきた片頭痛、群発頭痛、緊張型頭痛などの一次性頭痛は、生活の質に大きく悪影響をおよぼすものの、直接、命にかかわるものではありません。

一方、頭痛の中にはくも膜下出血や脳腫瘍などの脳の病気、あるいは打撲による脳のけがなどの症状として起こる「二次性頭痛」があり、こちらは、死に直結することもある怖い頭痛です。

二次性頭痛の特徴としては、

「これまでにないひどい頭痛」

を訴えることが多いといわれます。ふだんから頭痛持ちの人であっても、それとは別に二次性頭痛が起こる可能性はあるわけですから、

「普段の頭痛とは様子が違う」

と感じたら、すみやかに救急車を呼ぶ、あるいは医療機関を受診する、という行動をとりましょう。

この章ではこれら危険な頭痛を引き起こす脳の病気と、各頭痛の特徴的な症状、さらにこうした頭痛から命を守る方法としての「脳ドック」について、紹介していきたいと思います。

日本人に多い脳卒中

危険な頭痛の原因として、日本人に最も多いものが脳卒中でしょう。

脳卒中は脳の血管のトラブルで起こる病気で大きく、「脳梗塞」「脳出血」「くも膜下出血」の3つの種類があります。

現在、日本における脳卒中患者は約137万人と推定されており、1年間の死亡数は約13万人。がん、心臓病に次いで日本人の死因の第三位です。

また、脳卒中は命を救えたとしても、その後に残る後遺症の問題があります。程度の差はあるものの、運動障害や言語障害、記憶障害などが起こることが多く、このことが日常生活の上で支障になってしまいます。

脳卒中が起こった場合、症状として頭痛があらわれることは少なくありません。また、頭痛のほかにも複数の症状を訴えることが多いのです。

それぞれ解説していきましょう。

【脳梗塞】

脳梗塞は脳の血管が狭くなったり、血栓（血液の塊）が詰まったりして血液の流れがとどこおり、脳の組織が壊死する病気です。

一般に脳梗塞で頭痛が起こる人は全体の3分の1程度といわれています。頭痛も比較的軽いことが多いのですが、手足のしびれや物が二重に見える、言葉が出ないなどの症状をともなうのが特徴です。

なお、片頭痛の人は若い年齢でも脳梗塞になりやすいという調査報告があります。片頭痛の患者さんに特徴的なかくれ脳梗塞が見つかることはありますが、片頭痛を繰り返す結果、脳梗塞になるのか、脳梗塞の発症をきっかけとして片頭痛が起こるのかも証明されていないのが現状です。

【脳出血】

高血圧などによって動脈硬化が進行し、脳の細い血管が破れて出血する病気です。出血した部位にできる血腫（血液がたまり、固まったもの）が周囲の血管や神経を圧迫すると頭痛が起こります。半身の麻痺、ろれつが回らない、意識障害なども起こりやすくなります。ただし、脳出血で起こる頭痛はくも膜下出血によるものに比べ、軽いといわれています。

一方、小さな血管が梗塞後に出血して起こる「出血性脳梗塞」では、軽度の頭痛をともなうことも多いのですが、これをただの慢性頭痛と誤解されることもありますので、専門医の診断が重要です。

【くも膜下出血】

元プロ野球選手の木村拓也さんや、ｇｌｏｂｅのボーカル、ＫＥＩＫＯさんがこの病気で倒れたこともあり、関心をお持ちの方も多いでしょう。他の脳卒中と違って、30～40代の若い年齢に多く、男性より女性の発症率が多いのも特徴です。

くも膜下出血は脳卒中の中でも頭痛ともっとも関連が深い病気です。脳の表面を走る血管にできたコブ（動脈瘤）が破裂し、くも膜と脳の間（くも膜下腔）に出血します。突然、ハンマーで殴られたような激痛が起こり、頭痛とともに吐き気や嘔吐、けいれん、麻痺、意識障害などがあらわれ、出血が多い場合には頓死することもあります。

くも膜下出血の予後（発病後）の経過は不良で、3分の1が亡くなる病気です。発作から少し時間がたつと、後頭部から肩にかけての部分が硬直し、首を曲げにくくなります。発作が起こる前（1～2週間以内）に軽い頭痛があったという患者さんもいます。

【脳腫瘍】

頭蓋骨の中に発生した腫瘍をすべて脳腫瘍といいます。進行スピードやできる部位によって、良性と悪性とに分類されます。症状としては頭痛、嘔吐、けいれんなどがあり、腫瘍の部位によって麻痺や言語障害など、さまざまな症状があらわれます。頭痛の特徴は、進行性で早朝や覚醒時に起きやすいといわれています。

【髄膜炎】

頭痛の頻度の高い髄膜炎は、ウイルスや細菌などが脳表に感染することによって起こるものです。症状は発熱、頭痛、嘔吐でときにはけいれんを起こすこともあります。

髄膜炎の原因として、成人で特に脳外科で問題になるのがヘルペスウイルスによるものです。ヘルペスウイルスは疲労して免疫力が低下したことなどが引き金で起こります。

ただし、いきなり髄膜炎になるということはほとんどなく、まず、「帯状疱疹」という形であらわれます。この時点で早期に抗ウイルス薬を投与することが大事で、処置が遅れると髄膜炎を発症することがあります。特に首から上にできた帯状疱疹は耳の炎症などを通して、直接、脳に広がりやすいので注意が必要です。
なお、帯状疱疹では発疹にさきだって、頭痛が起こることが珍しくありません。頭頂部などにピリピリとした痛みを感じることが多いのですが（104ページ参照）、しばしば片頭痛と誤診され、病気を進行させてしまっているケースもあるので、注意が必要です。

【低髄液圧症候群】

事故などによるむち打ち症（頚椎捻挫）やスポーツによる事故での外傷などによって脳の脊髄液（髄液）が漏れ、髄液圧が低くなったことによって発症します。頭痛のほか吐き気、めまいや激しい倦怠感、集中力や記憶力の低下、脱力、視力障害、首がしめつけられるような感じなど、さまざまな症状をあわせもち坐位で悪くなり、臥床すると改善するにが特徴です。

【外傷後の出血】

交通事故や転倒して頭部を強打した場合などに、頭痛や意識障害、けいれん、麻痺などがあらわれるもので、急性のものと慢性のものとがあります。急性のものは頭蓋骨骨折や脳挫傷によるものが多く、急性硬膜下血腫（硬膜と脳の間に血腫が形成された状態）と急性硬膜外血腫（頭蓋骨と硬膜の間に血腫が起こること）があります。いずれも重症な頭部外傷で、緊急治療を要します。

慢性硬膜下血腫は数週間から数ヵ月にわたって、小量の出血が続いていることによって起こります。酔っぱらって転び、頭を強打する、つまずいて転ぶなど、軽い外傷の後にあらわれることが多く、男性や高齢者に圧倒的に多いものです。

意識障害、頭痛、頭重感、半身麻痺などの症状があり、認知症と間違われることがありますが、MRI検査ですぐに診断がつきます。血腫を見つけ、取り除くことにより治癒しますので、患者さんに非常に感謝される疾患のひとつです。

脳の病気を未然に防ぐ、「脳ドック」のすすめ

ご紹介してきた危険な頭痛は問診だけでは確実に診断することはできません。CT検査やMRI検査によって、頭蓋内の様子をきちんと検査することが必須です。また、40代以降の方にはぜひ、定期的に脳ドックを受けることをおすすめます。脳卒中や脳腫瘍などの病気は生命を一瞬にして奪ったり、言語障害や片麻痺など、重い後遺症をもたらすことが多いものです。こうした脳の病気を未然に発見するために始められたのが脳

ドックです。

日本人の3大死亡原因のひとつである脳卒中は高血圧、高脂血症、糖尿病、肥満のある人に発症しやすいことがわかっています。こうしたいわゆる生活習慣病をあわせもっていると、動脈硬化をおこしやすいためです。

生活習慣病は40～50代で急増しており、年々、若年化の傾向です。これにともなって若い世代の脳卒中は増えているという指摘があります。

脳ドックでは「無症候性脳梗塞（自覚症状のない脳梗塞）」が受診者の20％に見つかります。当院では、働きざかりにこの無症候性脳梗塞が見つかるケースが増えています。

また、ヘビースモーカーやお酒を大量に飲む人ではやはり、脳卒中を発症するリスクが高いのです。

特にくも膜下出血は、原因の80～90％が脳動脈瘤の破裂で、もともと動脈壁の一部が先天的に弱いことによって生じるのではないか、と考えられています。

このような体質は遺伝することも多いのです。くも膜下出血の発症年代のピークは40～50代です。両親・兄弟に脳梗塞や脳出血の家族歴のある人には若いときから脳ドックを受けておくのがよいでしょう。

脳ドック検査の内容

脳ドックで行う検査はＭＲＩを始めとした画像検査が中心で、ほとんど苦痛をともなうことがありません。

主な検査項目は「問診」「診察」「血液生化学検査」「尿検査」「心電図」「ＭＲＩ」「ＭＲＡ」「頚部血管超音波検査」などです。施設によっては基本的な検査のほかに脳血流検査や眼底検査などを加えることもあります。

一般的には1日あるいは2日で終了します。費用は検査項目によって異なりますが、5～6万円というところが多いようです。

当院では、内容別にコース1が3万5千円（所要時間90分）、コース2が4万円（所要時間100分）、コース3が5万円（所要時間120分）となっています。

代表的な検査についてご説明していきましょう。

【ＭＲＩ検査】

Ｘ線ではなく、磁気によって画像を得る検査法です。強い磁場を作り出すトンネル状の大きな磁石の中に体を置き、ラジオ波という高周波の電磁波を当てたときに、体内の分子がそれを吸収して送り返してくる反応をコンピュータで読み取り、画像として描き出します。放射線を使わないので副作用が少ないのが特徴です。

ＣＴ検査では一方向の輪切りにした画像しか映し出せませんが、ＭＲＩでは縦横無尽にあらゆる方向から脳の断面画像を写し出すことができるため、ＣＴでは見逃されやすい病変まで、鮮明に映し出されます。

また、脳梗塞を起こした場合、発症から24時間以内はＣＴの画像に異常があらわれませんが、ＭＲＩ検査では発症間もない脳梗塞の病変や小さな梗塞などもはっきりと映し出せるのがメリットです。

【ＭＲＡ検査】

脳の血管を調べる検査で、血管だけを鮮明に画像化します。ＭＲＩと同じ機械を使うので、ＭＲＩに続いてＭＲＡ検査を行うことができます。ＭＲＡで映し出される血管は、コンピュータで立体的に見え、いろいろな方向から見ることができます。

脳ドックでは主に、くも膜下出血の原因となる脳動脈瘤を発見するためのスクリーニング（ふるいわけ）検査としてよく用いられます。画像を鮮明にするために、造影剤を使うこともあります。

【頸部血管超音波検査】

主に頸部の動脈硬化を調べる検査法です。

頸部にプローブ（超音波発信器）を当てて検査します。頸部は心臓から脳あるいは脳から心臓へと巡る血管の通り道です。もしその通り道が狭くなったり、血液中に血のかたまり（血栓）などが出現すると、脳や血管を詰まらせる危険性があります。

この検査法では頸部の動脈の断層画像を撮ることができることから、血管壁内や血管表面、血管内腔の状態を見ることができます。動脈硬化を視覚的にとらえ診断することが可能で、血管年令も推定できます。

脳ドックで見つかる「症状のない」脳の病気

脳ドックで発見される異常のうち、最も頻度の高いものが自覚症状のない「無症候性脳梗塞」です。多くは加齢によるもので、脳ドック受診者の20％に発見されます。

ほとんどの場合、直径5㎜以下の小さな梗塞ですが、数が増えたり、大きな脳梗塞を起こすと症状があらわれてきます。また、梗塞の数が増えると脳の血流が悪化し、認知症

（血管性認知症）の原因にもなります。

ただちに治療の必要はありませんが、進行させないことが大切で、特に悪化要因となる生活習慣病がある人は治療が必要になります。必要に応じて、血流の流れをよくする抗血栓薬などを使うこともあります。

未破裂動脈瘤もしばしば見つかりますが、破裂するとくも膜下出血を起こします。脳ドックでは、直径3㎜程度の動脈瘤を発見することができます。破裂を防ぐためには開頭して瘤の根元にチタン製のクリップをかける「開頭クリッピング術」やマイクロカテーテルという細い管を使って瘤の中にプラチナなどでできた特殊なコイルをつめる「脳血管内治療」があります。

しかし、未破裂動脈瘤があるからといって、必ず破裂するとは限りません。

日本脳卒中学会などが作成した「ガイドライン２００９」では、未破裂脳動脈瘤の治療を検討することが推奨されている条件として、①大きさが5～7㎜以上、②5㎜未満でも症状がある、③前交通動脈や内頸動脈などの部位にある、④形がいびつ、瘤の最大径と根元の比が大きい、⑤瘤に突出部がある、といった場合です。

治療にあたっては、医師から十分な説明を受け、納得した上で判断しましょう。

そのほかの脳ドックで見つかる病気

ほかにも脳ドックによって見つかる病気にはさまざまなものがあります。

【脳動静脈奇形】

脳の動脈と静脈が直接つながっている奇形であり、胎児のときに発生する先天異常です。奇形があると脳出血やくも膜下出血を起こしやすくなるため、予防的に手術をすすめられることもあります。

【もやもや病】

脳内に異常な細い動脈が無数につくられる病気で、日本人に好発します。脳血管撮影をすると、この異常血管がまるで「タバコの煙」のように、もやもやとした白い影として写るためにこの名前がつきました。原因不明なため治療法は確立されていませんが、脳血流の不足による虚血状態が起こったり、脳梗塞を発症することもあります。

【認知症】

認知症の多くは脳の神経細胞が急激に減少する「アルツハイマー型認知症」と、脳梗塞など脳の血流の低下で起こる「脳血管性認知症」です。脳血管性認知症は脳梗塞の予防によって発症のリスクを減らすことができます。

アルツハイマー型認知症は早期に発見できれば進行予防薬による治療が有効です。

施設選びのポイント

1980年代後半から始められている脳ドックは、健康志向の影響もあってか、年々、受診者が増えています。脳は全身臓器の中でも最も重要な器官であることはいうまでもありません。しかし、一般の健康診断やがん検診では、脳の健康は調べることができません。本書を読んでいただいた機会に、ぜひ脳ドックに関心を持っていただけたら幸いです。

施設の選び方としては、かかりつけ医の紹介や受診した人の口コミなどがひとつの目安になるでしょう。なお、日本脳ドック学会では、ガイドラインに従った脳ドックの検査体制が整い、健診の実績が認められた施設を「学会認定施設」として認めています。認定施設は全国にあり、学会のホームページで探すことができます。

なお、当院は脳ドック認定施設に指定されています。
■日本脳ドック学会　http://jbds.jp/index.html

記入方法

いつ、どの程度の、どんな頭痛が、どこに起こり、どれくらい続いたかを記入します。このページを参考に、左のシートをコピーして実際に記入してみましょう。

記入例

日付	月経		頭痛の程度 午前	午後	夜	影響度	症状（頭痛のタイプ、前ぶれ、誘因など）
1/30(月)	|	痛	—	—|—	—||—	—|—	(重)前ぶれあり。
	|	薬		(バ)2			ここのところ忙しかったから?
1/31(火)	|	痛	—|||—	—||—	—	—|||—	(脈)(は)食欲がなく、(マ)を
	|	薬		(マ)1/○			飲んで一日中寝ていた。
2/1(水)		痛	—|—	—||—	—|—	—||—	ようやく外出できたが、痛みを
		薬		(バ)1/△			一日中がまんしていた。
/ (木)		痛	—	—	—	—	
		薬					
/ (金)		痛	—	—	—	—	
		薬					

❶頭痛の程度

痛みの程度を3段階で記入。

—|||— 重度
—||— 中程度
—|— 軽度

❷月経

月経のあった期間に線を引く。

❸服用

飲んだ薬の略称と服用数、その効果を記入する。効いたら○を、やや効いたら△をつける。

❹頭痛のタイプ、前ぶれ、誘因など

1日の出来事や体の状態などをくわしく記入する。

❺日常生活の影響度

影響の大きさを3段階で記入する。

—|||— **重度**：何も手につかず、横にならなければならない。

—||— **中程度**：仕事や学校、家事の能率が通常の半分以下。

—|— **軽度**：頭痛はあるが、日常生活に大きな支障はない。

記入のポイント

マークや略称を使うと手早く記入できて便利です。

病状のマーク

- (脈) 脈打つ痛み
- (重) 重い痛み
- (は) 吐き気
- (吐) 嘔吐

薬の記載の略称

- (バ) バファリン
- (イ) イミグラン
- (ゾ) ゾーミック
- (レ) レルパックス
- (マ) マクサルト

頭痛日誌（頭痛ダイアリー）

記入シート

年　月　日〜　月　日

［担当医:　　　　　　］［名前:　　　　　　］［　　歳（男・女）］

日付	月経		頭痛の程度 午前	午後	夜	影響度	症状（頭痛のタイプ、前ぶれ、誘因など）
／　（月）		痛 薬	——	——	——	——	
／　（火）		痛 薬	——	——	——	——	
／　（水）		痛 薬	——	——	——	——	
／　（木）		痛 薬	——	——	——	——	
／　（金）		痛 薬	——	——	——	——	
／　（土）		痛 薬	——	——	——	——	
／　（日）		痛 薬	——	——	——	——	
／　（月）		痛 薬	——	——	——	——	
／　（火）		痛 薬	——	——	——	——	
／　（水）		痛 薬	——	——	——	——	
／　（木）		痛 薬	——	——	——	——	
／　（金）		痛 薬	——	——	——	——	
／　（土）		痛 薬	——	——	——	——	
／　（日）		痛 薬	——	——	——	——	

【参考文献】

「『頭痛くらい』で病院へ行こう」（河出書房新社）
「怖い新型頭痛　脳過敏症候群」（毎日新聞社）
「これで治す最先端の頭痛治療」（保健同人社）
「よくわかる最新医学　新版　脳梗塞・脳出血・くも膜下出血」（主婦の友社）

頭痛薬《ずつうやく》をやめて頭痛《ずつう》を治《なお》そう！

2012年2月15日　初版第1刷
2014年3月20日　　第3刷

著　者 ———— 陣内敬文《じんのうちたかふみ》
発行者 ———— 坂本桂一
発行所 ———— 現代書林
〒162-0053　東京都新宿区原町3-61 桂ビル
TEL／代表　03(3205)8384
振替00140-7-42905
http://www.gendaishorin.co.jp/
デザイン ———— 佐藤ゆかり
本文イラスト ———— 石崎伸子

印刷・製本：広研印刷(株)
乱丁・落丁本はお取り替えいたします。
定価はカバーに
表示してあります。

ISBN978-4-7745-1342-3 C0047